Fußreflexzonenmassage

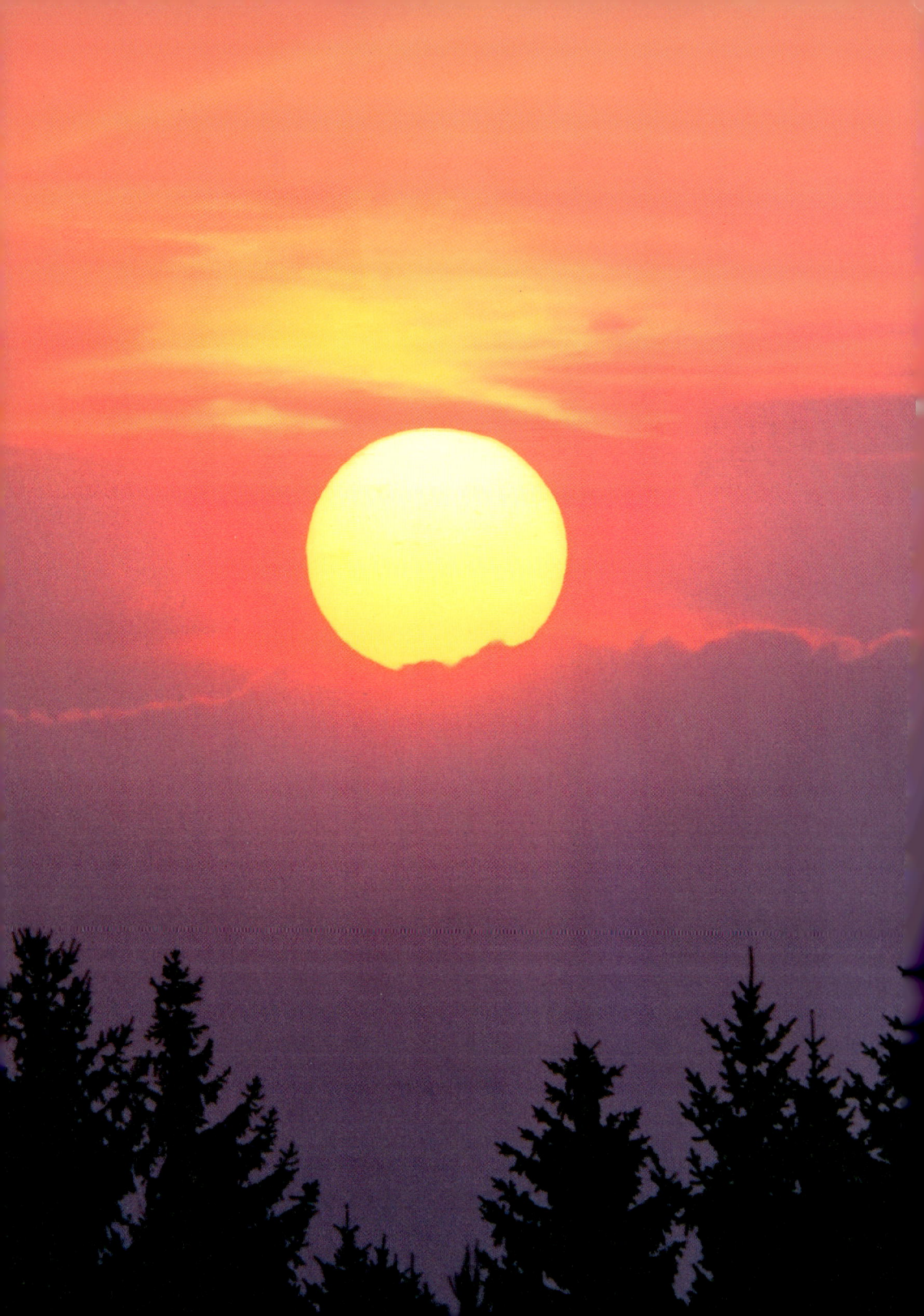

Gerhard Leibold

Fußreflexzonenmassage

Krankheiten vorbeugen, Schmerzen lindern

- *Die richtigen Handgriffe – einfach und übersichtlich*
- *Selbsthilfe bei häufigen Beschwerden*
- *Mit ergänzenden Naturheilverfahren*

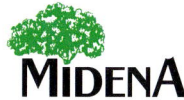

MIDENA

Hinweis: Die Inhalte des vorliegenden Ratgebers sind sorgfältig recherchiert und erarbeitet. Dennoch kann aus rechtlichen Gründen weder vom Autor noch vom Verlag eine Haftung oder Gewähr übernommen werden.

Es ist nicht gestattet, Abbildungen dieses Buches zu scannen, in PCs oder auf CDs zu speichern oder in PCs/Computern zu verändern oder einzeln oder zusammen mit anderen Bildvorlagen zu manipulieren, es sei denn mit schriftlicher Genehmigung des Verlages.

Die Deutsche Bibliothek – CIP-Einheitsaufnahme

Leibold, Gerhard:
Fußreflexzonenmassage : Krankheiten vorbeugen, Schmerzen lindern ; die richtigen Handgriffe – einfach und übersichtlich ; Selbsthilfe bei häufigen Beschwerden ; mit ergänzenden Naturheilverfahren / Gerhard Leibold.
 Augsburg : Midena, 1998
ISBN 3-310-00397-3

Midena Verlag, Augsburg
© 1998 Weltbild Verlag GmbH, Augsburg
Alle Rechte vorbehalten

Redaktion: Franz Leipold
Satz und Zeichnungen: Fred Butzke, Dolldorf
Fotos: Mauritius/Mallaun S. 2; –/Poehlmann S. 20; –/Mulvehill S. 130; Image Bank/Manzini S. 49; –/S. 63
Reproduktionen: Pädagogika Zentrale, Seelze
Umschlaggestaltung: Steinkaemper/Lohmann, Igling
Umschlagfotos: Wayne H. Chasan/Image Bank
Druck und Bindung: Offizin Andersen Nexö, Leipzig –
ein Betrieb der INTERDRUCK Graphischer Großbetrieb GmbH

Printed in Germany

ISBN 3-310-00397-3

Inhalt

Vorwort

Gesundheit wird unbezahlbar! Dieser Eindruck drängt sich auf, wenn man die Entwicklung unseres Gesundheitswesens verfolgt. Aber darin steckt ein Denkfehler: Gesundheit war und ist nie für Geld erhältlich. Bezahlen kann man nur die Linderung oder Heilung von Krankheiten, um die Erhaltung seiner Gesundheit muß sich jeder selbst bemühen. So erklärt sich die Krise unseres Gesundheitswesens denn auch nicht primär daraus, daß die Menschen immer älter und die Heilverfahren immer teurer werden.

Die Grundursache besteht vielmehr darin, daß die Krankheiten zunehmen und mit immer aufwendigeren Therapien „repariert" werden. Es war voraussehbar, daß dies irgendwann nicht mehr zu finanzieren sein wird.

Alle heute diskutierten oder bereits eingeführten Maßnahmen zur Eindämmung der Kosten doktern nur an den Symptomen der Misere herum, erfassen aber nicht ihre Wurzeln. So darf es nicht sein, daß eine Maximaltherapie zum Privileg einer Minderheit wird. Dauerhaft senken lassen sich die Kosten nur, indem man die Menschen motiviert, selbst mehr Verantwortung für die Erhaltung und Wiederherstellung ihrer Gesundheit zu übernehmen. Dazu eignet sich die Naturmedizin grundsätzlich besser als die Schulmedizin, denn sie hilft, die Krankheitsursachen zu vermeiden.

Eine Chance, die Gesundheit auf einfache Weise zu erhalten oder wiederherzustellen, bietet die Reflexzonentherapie am Fuß. Sie nimmt mittlerweile im ganzheitlich-naturmedizinischen Therapiekonzept einen festen Platz ein und wird immer häufiger zur Selbsthilfe genutzt. Natürlich will sie kein Allheilmittel sein, das alle Erkrankungen vermeiden oder erfolgreich behandeln kann. Aber man schafft durch die Fußreflexzonentherapie wichtige Grundvoraussetzungen zur Vorbeugung und Basistherapie vieler Krankheiten. Insbesondere die dadurch erreichte Harmonisierung von Energieströmungen im Körper stärkt die Lebensfunktionen gut. Wenn man sich der Grenzen dieses Heilverfahrens bewußt bleibt und die Technik richtig beherrscht, sind mit der Selbstbehandlung keine nennenswerten Risiken verbunden.

In diesem Buch erfahren Sie, auf welchen Grundlagen die Reflexzonentherapie am Fuß beruht und wie sie korrekt zur Selbsthilfe eingesetzt wird. Zur regelmäßigen Gesundheitsvorsorge und Behandlung einfacher Gesundheitsstörungen können Sie das Heilverfahren danach selbständig nutzen. Aber ein Buch ersetzt natürlich nie die fachliche Untersuchung und Therapie. Gehen Sie deshalb bei unklaren, stärkeren oder chronischen Beschwerden kein Risiko durch eine Selbstbehandlung ein, sondern ziehen Sie vorsorglich bald einen Therapeuten hinzu.

Gerhard Leibold

1 KAPITEL Grundlagen der Reflexzonentherapie

Anfänge der Behandlung

Die Ursprünge der Reflexzonentherapie lassen sich nicht mehr genau zurückverfolgen. Vermutlich erkannten die Menschen in allen Kulturkreisen schon früh, daß massage-ähnliche Manipulationen an der Körperoberfläche nicht nur örtlich, sondern indirekt auch auf entfernte Körper-gebiete und Organe wirken. Auf dieser aus praktischer Erfahrung gewonnenen Einsicht beruht die gesamte Reflexzonentherapie.

Die ersten Hinweise auf eine systematisch erforschte und angewandte Behandlung der Reflexzonen stammen aus dem antiken China. Hier entwickelte man vor 6–7 Jahr-tausenden eine Manipulationstherapie, aus der später Aku-pressur und Akupunktur hervorgingen. Diese beiden Heilverfahren, inzwischen auch bei uns gebräuchlich und weitgehend anerkannt, ähneln zwar der Reflexzonenthe-rapie, sind mit ihr aber nicht identisch. Vermutlich kann man sie als Vorläufer der modernen Reflexzonenbehand-lung verstehen.

In Europa finden wir die ersten Anhaltspunkte für die Reflexzonenbehandlung im 16. Jahrhundert, als der Leip-ziger Arzt *Dr. Ball* eine wissenschaftliche Abhandlung darüber veröffentlichte. Auch in Amerika war die Reflex-zonentherapie wahrscheinlich schon lange bekannt. Die indianischen Medizinmänner hüteten dieses Wissen sorgfältig und überlieferten es mündlich von Generation zu Generation.

Wissenschaftliche Entwicklung

Die wissenschaftlich fundierte Reflexzonentherapie kennt man in Europa seit dem 19. Jahrhundert. Maßgeblichen Anteil daran hatte der Londoner Nervenarzt *Sir Henry Head* (1861–1940) mit seiner Erforschung der Beziehungen zwischen Hautzonen und inneren Organen. Er entwickelte eine Art „Landkarte" der Reflexzonen des Körpers, die man nach ihm als Headsche Zonen bezeichnet.

Die Headschen Zonen zeigen, welche inneren Organe mit welchen Hautreflexzonen in reflektorischer Verbindung stehen.

Indirekt waren auch der russische Nobelpreisträger *Iwan P. Pawlow* (1849–1936) und sein Mitarbeiter *Alexei Speranski* an der wissenschaftlichen Weiterentwicklung der Reflexzonentherapie beteiligt. Mit ihren bekannten Versuchen an Hunden (s. Seite 13) gelang es ihnen, die Reflexe genau nachzuweisen und besser zu erklären. Außerdem stellten sie in ihren Experimenten fest, daß dem Nervensystem bei allen Krankheiten eine große Bedeutung zukommt.

Viel Auftrieb erhielt die Reflexzonentherapie im 20. Jahrhundert durch den deutschen Arzt *Ferdinand Huneke*, der die Neuraltherapie begründete. Unter anderem wies er nach, daß chronische Krankheitsherde, Narben und andere Störfelder reflektorisch Störungen in entfernten Körpergebieten verursachen können. Schaltet man die ursächlichen Störfelder durch Neuraltherapie aus, können diese Fernwirkungen allmählich oder schlagartig beseitigt werden.

Großen Einfluß auf die weitere Entwicklung der Reflexzonentherapie nahm zu Beginn des 20. Jahrhunderts der amerikanische Arzt *William Fitzgerald* (1872–1942). Er griff die Überlieferungen der indianischen Medizinmänner wieder auf und stellte sie auf eine wissenschaftliche Grundlage. Nach seinen Vorstellungen wird der Körper in 10 senk-

Die Reflexzo-
nentherapie am
Fuß entstand
aus der Vor-
stellung, daß die
Füße ein verklei-
nertes Abbild
des gesamten
Körpers darstel-
len und in
Zonen eingeteilt
werden können.

rechte Reflexzonen unterteilt, auf denen die von ihm ein-
geführte Zonentherapie beruht. Diese von den Headschen
Zonen abweichende Einteilung ist zwar umstritten, die
praktische Erfahrung bestätigt sie aber immer wieder.

Durch Fitzgeralds Arbeit wurde die amerikanische Mas-
seurin *Eunice Ingham* zu eigenen Forschungen angeregt. Sie
ging davon aus, daß die Füße – vor allem die Sohlen – ein
verkleinertes Abbild des gesamten Körpers darstellen und
in Zonen eingeteilt werden können, die mit bestimmten
Organen und Körperteilen in reflektorischer Beziehung stehen.

Bei uns wurde diese Theorie vor allem von der Thera-
peutin *Hanna Marquardt* aufgegriffen und gelehrt.

Theoretische Grundlagen der Therapie

Die Reflexzonentherapie beruht auf der auch schulmedizinisch anerkannten Tatsache, daß viele Reaktionen nicht
bewußt, sondern unwillkürlich-reflektorisch erfolgen.
Hinzu kommt, daß der Mensch entwicklungsgeschichtlich
segmental angelegt ist, so daß reflektorische Beziehungen
zwischen Hautsegmenten und entfernten Organen bestehen. Darauf basieren die verschiedenen Modellvorstel-
lungen von den Reflexzonen des Körpers und der Füße,
neuerdings auch der Hände.

Unwillkürliche Reflexe

Als Reflexe bezeichnet man Lebensvorgänge, die unwill-
kürlich als Reaktion auf Reize ablaufen. Zum Teil sind sie
angeboren, teils werden sie erst im Lauf des Lebens erlernt.
Diese automatische Steuerung vieler Körperfunktionen
entlastet das Gehirn von der Aufgabe, jede Reaktion zu
durchdenken und erst dann willentlich zu veranlassen,
was bei der Fülle der in jeder Sekunde ablaufenden Lebensfunktionen ohnehin unmöglich wäre. Außerdem ermögli-

chen die Reflexe blitzschnelle unwillkürliche Reaktionen bei Gefahren, dienen also auch der Selbsterhaltung.

Maßgeblich beeinflußt wurde die Erforschung der Reflexe durch den russischen Nobelpreisträger *Iwan P. Pawlow* (s. Seite 11). Allgemein bekannt wurden seine Experimente mit Hunden, mit denen er die Lehre von den erworbenen Reflexen begründete. Die Pawlowschen Hunde erhielten zunächst ihr Futter in Verbindung mit einem akustischen Signal. So lernten sie, dieses Signal mit dem Futter in Beziehung zu setzen. Danach bot Pawlow ihnen kein Futter, sondern nur noch das akustische Signal an. Allein dadurch kam bei den Tieren die Speichelabsonderung ebenso stark wie zuvor beim Geruch des Futters in Gang.

> Zu den unwillkürlichen Reflexen gehören z.B. der Kniesehnenreflex beim Beklopfen des Knies, die Muskelanspannung, die Gefäßerweiterung oder die Arbeit der Verdauungsorgane.

Entwicklungsgeschichtliche Grundlagen

Die Kenntnis von den Reflexen bildet eine Grundlage der Reflexzonentherapie. Die andere ergibt sich daraus, daß der Mensch entwicklungsgeschichtlich segmental angelegt ist, vergleichbar etwa einem Regenwurm, bei dem sich ein Glied ans andere fügt. An der Wirbelsäule und den Rippen sowie an den vom Rückenmark abgehenden Nervenpaaren bleibt diese segmentale Anlage zeitlebens erhalten.

Die ursprünglich segmentale Anlage ist von grundlegender Bedeutung für die Reflexzonentherapie. Obwohl die Segmente größtenteils nicht mehr erkennbar sind, bleiben die Nervenverbindungen zwischen Muskeln und inneren Organen mit bestimmten Hautzonen doch erhalten. Das erkennt man zum Beispiel daran, daß Schmerzen von kranken Organen reflektorisch über die Segmentnerven in die zugehörigen Hautsegmente ausstrahlen. Typisch sind unter anderem Schmerzen im linken Arm bei Herzbeschwerden oder in der rechten Schulter bei Gallenleiden. Diese reflektorischen Beziehungen dienen nicht nur der Diagnose von Krankheiten, sondern können auch therapeutisch genutzt werden. Dazu wirkt man von außen

Die Reflexzonentherapie am Körper beruht auf der reflektorischen Verbindung von Muskeln und inneren Organen mit bestimmten Hautzonen.

durch Massagen und ähnliche Manipulationen auf die Headschen Zonen ein. Von diesen setzt sich der heilende Reiz reflektorisch über das Nervensystem zu den kranken Organen fort und fördert die Heilung. Auf dieser wissenschaftlich nachgewiesenen Tatsache beruht die Reflexzonentherapie am Körper.

Für die Reflexzonen am Fuß ließen sich solche eindeutigen Verbindungen bisher noch nicht klar feststellen. Man muß vermutlich davon ausgehen, daß hier keine Nervenverbindungen bestehen, sondern Energiefelder und -strömungen, die den Energiemeridianen der chinesischen Akupunktur ähneln.

Modellvorstellungen von den Reflexzonen

Die Reflexzonentherapie am Fuß wirkt wahrscheinlich nicht über das Nervensystem, sondern im „feinstofflichen" Bereich über die Energieverteilung im Körper.

Im Lauf der Zeit entstanden verschiedene Modelle von den Reflexzonen. Viele dieser theoretischen Ansätze wurden bald wieder verworfen, weil sie sich als falsch erwiesen. Lediglich die Reflexzonen nach Head und die weitgehend mit ihnen identischen Mackenzie-Zonen konnten sich durchsetzen und werden auch schulmedizinisch anerkannt. Die Zonen nach Fitzgerald sind noch umstritten, bilden aber eine Grundlage der Reflexzonentherapie am Fuß.

Headsche und Mackenzie-Zonen

Der englische Nervenarzt *Sir Henry Head* (s. Seite 11) befaßte sich eingehend mit den Beziehungen zwischen Hautzonen und inneren Organen. Aus seinen Forschungen entstand eine exakte „Landkarte" der Hautreflexzonen mit den zugehörigen Organen, die bis heute gültig blieb.

Ein anderer Wissenschaftler beschrieb die nach ihm benannten Mackenzie-Zonen. Da sie weitgehend denen nach Head entsprechen, aber als nicht ganz so exakt gelten, fanden sie nur wenig Beachtung. Grundlage der

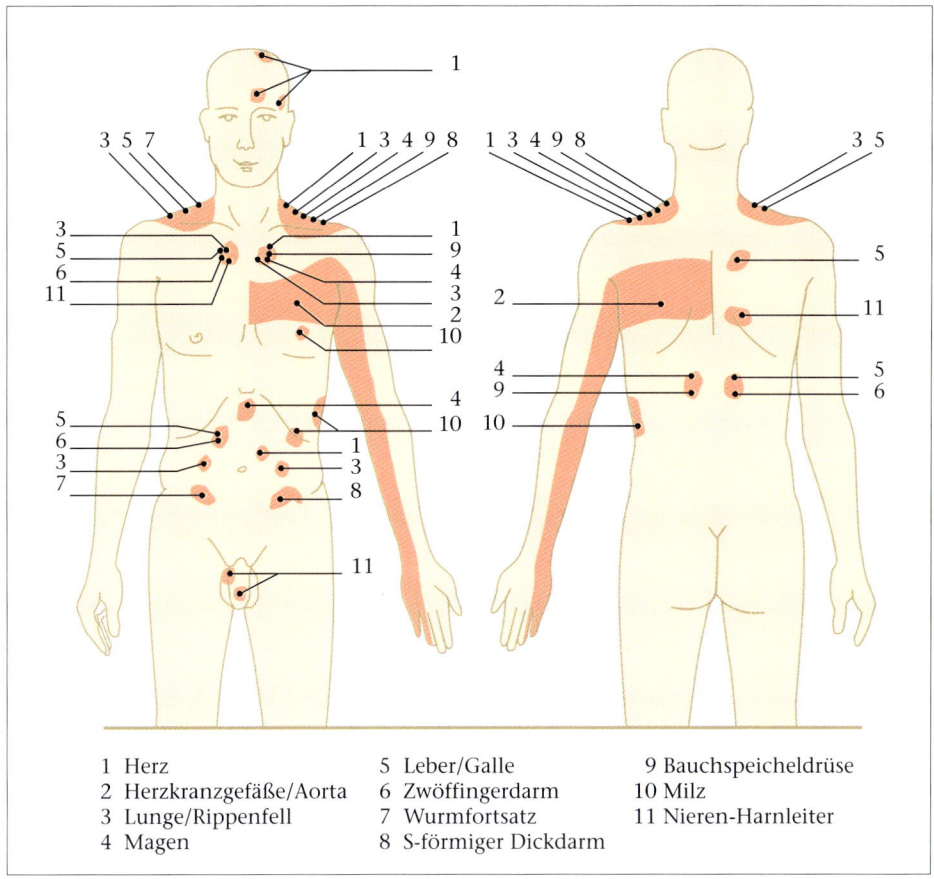

1 Herz
2 Herzkranzgefäße/Aorta
3 Lunge/Rippenfell
4 Magen
5 Leber/Galle
6 Zwöffingerdarm
7 Wurmfortsatz
8 S-förmiger Dickdarm
9 Bauchspeicheldrüse
10 Milz
11 Nieren-Harnleiter

Einteilung nach Mackenzie bilden die Segmente der Muskulatur, in die Schmerzen bei Erkrankungen innerer Organe ausstrahlen.

Die Headschen Zonen liegen der Reflexzonentherapie am Körper zugrunde.

Fitzgeralds Längs-Quer-Raster

Der amerikanische Arzt *William Fitzgerald* (s. Seite 11), ein Mitbegründer der modernen Reflexzonentherapie, folgte nicht den Vorstellungen von Head und Mackenzie, sondern orientierte sich zum Teil an dem überlieferten Wissen der Indianer. Deshalb unterscheidet sein Modell keine einzelnen Hautreflexzonen und Muskelsegmente, sondern geht von 10 gleichmäßigen Längszonen aus. Diese verlaufen senkrecht von oben nach unten und teilen sich an den Schultern und am Unterleib so auf, daß jeder Arm und jedes Bein jeweils 5 dieser Zonen aufweist. Diese Längszonen umfassen alle Gewebe und Organe.

Dieses Längsraster genügt aber noch nicht, um alle Organe und Körperteile entsprechend ihrer tatsächlichen Lage im Körper einzuordnen. Deshalb ergänzt man sie durch ein Raster mit 4 Querzonen. Sie teilen den Körper horizontal in die folgenden Abschnitte ein:

Das Längs-Quer-Raster nach Fitzgerald bildet die Grundlage der Reflexzonen-therapie am Fuß.

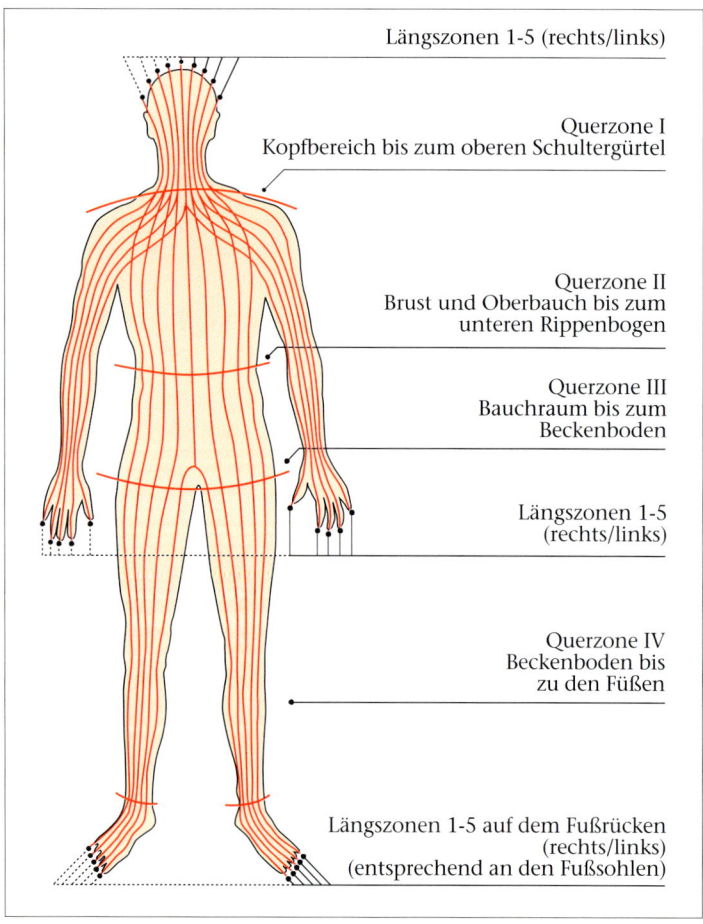

Längszonen 1-5 (rechts/links)

Querzone I
Kopfbereich bis zum oberen Schultergürtel

Querzone II
Brust und Oberbauch bis zum
unteren Rippenbogen

Querzone III
Bauchraum bis zum
Beckenboden

Längszonen 1-5
(rechts/links)

Querzone IV
Beckenboden bis
zu den Füßen

Längszonen 1-5 auf dem Fußrücken
(rechts/links)
(entsprechend an den Fußsohlen)

- Querzone I mit Kopf, Hals und Nacken, die mit der Querlinie am Schultergürtel endet.
- Querzone II vom Schultergürtel bis zum unteren Rippenbogenrand, die den Brustkorb und oberen Bauchraum sowie die Oberarme bis zu den Ellbogen umfaßt.
- Querzone III vom unteren Rippenbogenrand bis zum Beckenboden mit Bauch- und Beckenorganen, Hüftgelenken und Unterarmen.
- Querzone IV vom Beckenboden bis zu den Füßen, die also aus den Beinen besteht.

Füße als Abbild des Körpers

Die Fußreflexzonentherapie geht davon aus, daß sich die 10 Längszonen und 4 Querzonen nach Fitzgeralds Modell an den Füßen als verkleinertes Abbild des Körpers wiederholen. Jeder Fuß wird also in ein entsprechendes Längsraster auf Fußsohle und Fußrücken eingeteilt, in das man alle Organe und Körperteile entsprechend ihrer senkrechten Lage im Körper einordnen kann.

Über dieses Längsraster werden die 4 Querzonen projiziert. Dadurch entsteht ein System aus rechteckigen Kästchen, in das alle Organe und Körperteile genauso eingeordnet werden können, wie es ihrer tatsächlichen Lage im Körper entspricht. Die 3 Querlinien am Schultergürtel, unteren Rippenbogen und Beckenboden, die das Körperraster in die 4 Querzonen unterteilen, befinden sich am Fuß dort, wo er anatomisch in Zehen, Mittelfußknochen und Fußwurzel eingeteilt werden kann:

Über jeden Fuß wird ein Raster aus Längs- und Querzonen gelegt, in das alle Organe des Körpers eingeordnet werden können.

- Querlinie I entspricht der Linie am Schultergürtel und zieht durch die Zehengrundgelenke. Die Zehen stellen am Fuß also das Abbild der Querzone I des Körpers mit Kopf, Hals und Nacken dar, die Organe werden entsprechend ihrer tatsächlichen Lage auf die 5 Zehen verteilt.
- Querlinie II, entsprechend der Linie am unteren Rippenbogen, verläuft am Fuß durch die hinteren Gelenke der 5 Mittelfußknochen, die einen großen Teil des Fuß-

gewölbes bilden. Hier ordnet man die Brust-, Oberbauchorgane und Oberarme bis zu den Ellbogen aus der Querzone II des Körpers entsprechend ihrer Lage im Körper in das Fußraster ein.

— Querlinie III entspricht der Linie am Beckenboden; sie befindet sich im Bereich der Fußwurzelknochen und verläuft zwischen dem inneren und äußeren Knöchel. In diesem Bereich befinden sich die Fußreflexzonen der Unterbauch- und Beckenorgane, Hüftgelenke und Unterarme aus der Querzone III des Körpers, wie es ihrer tatsächlichen Lage entspricht.

Körper-Querzonen-Projektion an der Fußsohle

Der letzte Teil des Fußes hinter der Querlinie III, also hauptsächlich die Ferse, enthält in diesem Raster der Reflexzonen die Beine; dies entspricht der Querzone IV am Körper.

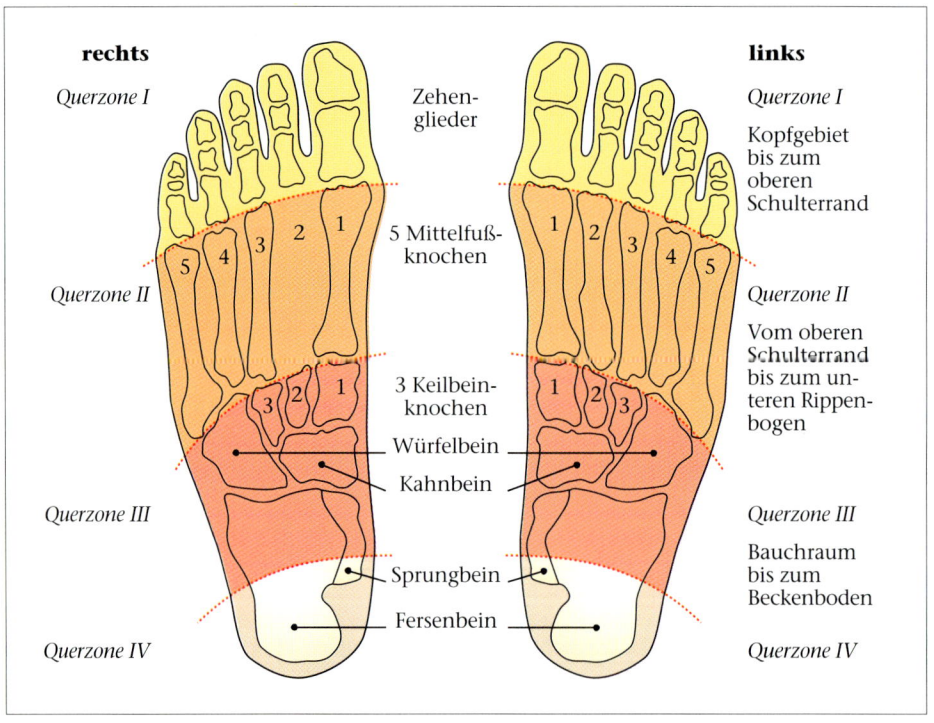

rechts

Querzone I

Querzone II

Querzone III

Querzone IV

Zehenglieder

5 Mittelfußknochen

3 Keilbeinknochen

Würfelbein

Kahnbein

Sprungbein

Fersenbein

links

Querzone I

Kopfgebiet bis zum oberen Schulterrand

Querzone II

Vom oberen Schulterrand bis zum unteren Rippenbogen

Querzone III

Bauchraum bis zum Beckenboden

Querzone IV

Reflexzonen an den Händen

Das Reflexzonenraster nach Fitzgerald kommt nach einer Theorie, die neuerdings diskutiert wird, nicht nur an den Füßen, sondern möglicherweise auch an den Händen vor. Grundsätzlich spricht nichts gegen die Vorstellung, daß auf diese Weise auch Handflächen und Handrücken in ein Reflexzonenraster unterteilt werden können, in dem sich die verschiedenen Organe und Körperteile entsprechend ihrer tatsächlichen Lage im Körper einordnen lassen. Dann wäre auch eine Reflexzonentherapie an den Händen denkbar. Allerdings liegen bisher noch zu wenig praktische Erfahrungen vor, um die Wirkungen dieser Anwendung zuverlässig genug beurteilen zu können. Daher sollte man zumindest bei der Selbsthilfe noch keine Experimente unternehmen, sondern sich auf die genauer bekannte Reflexzonenbehandlung am Fuß beschränken.

Körper-Querzonen-Projektion am Fußrücken

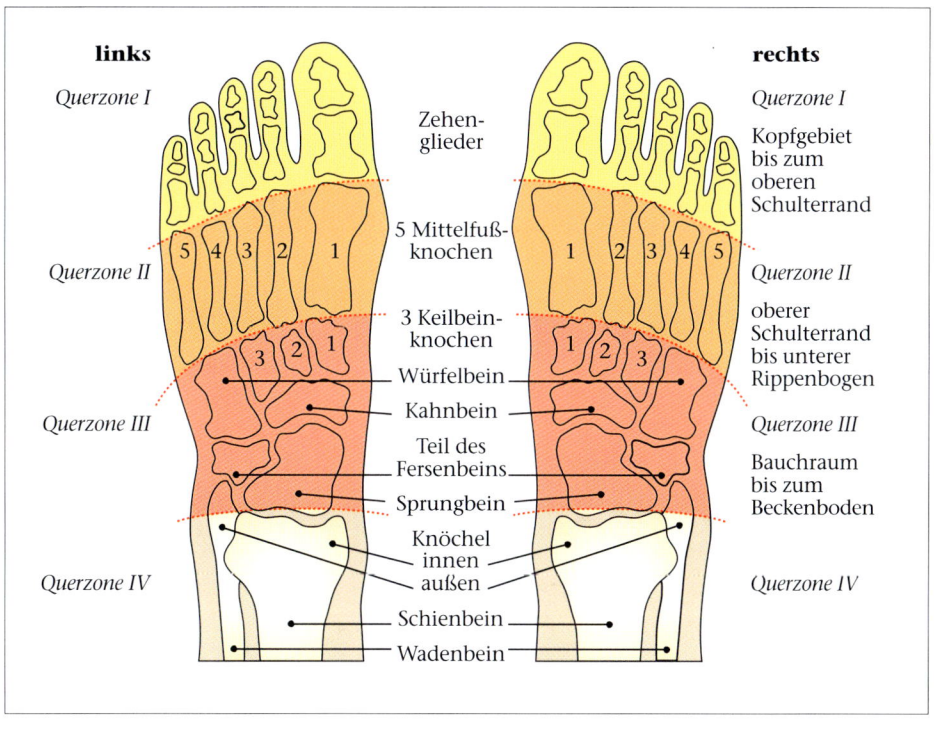

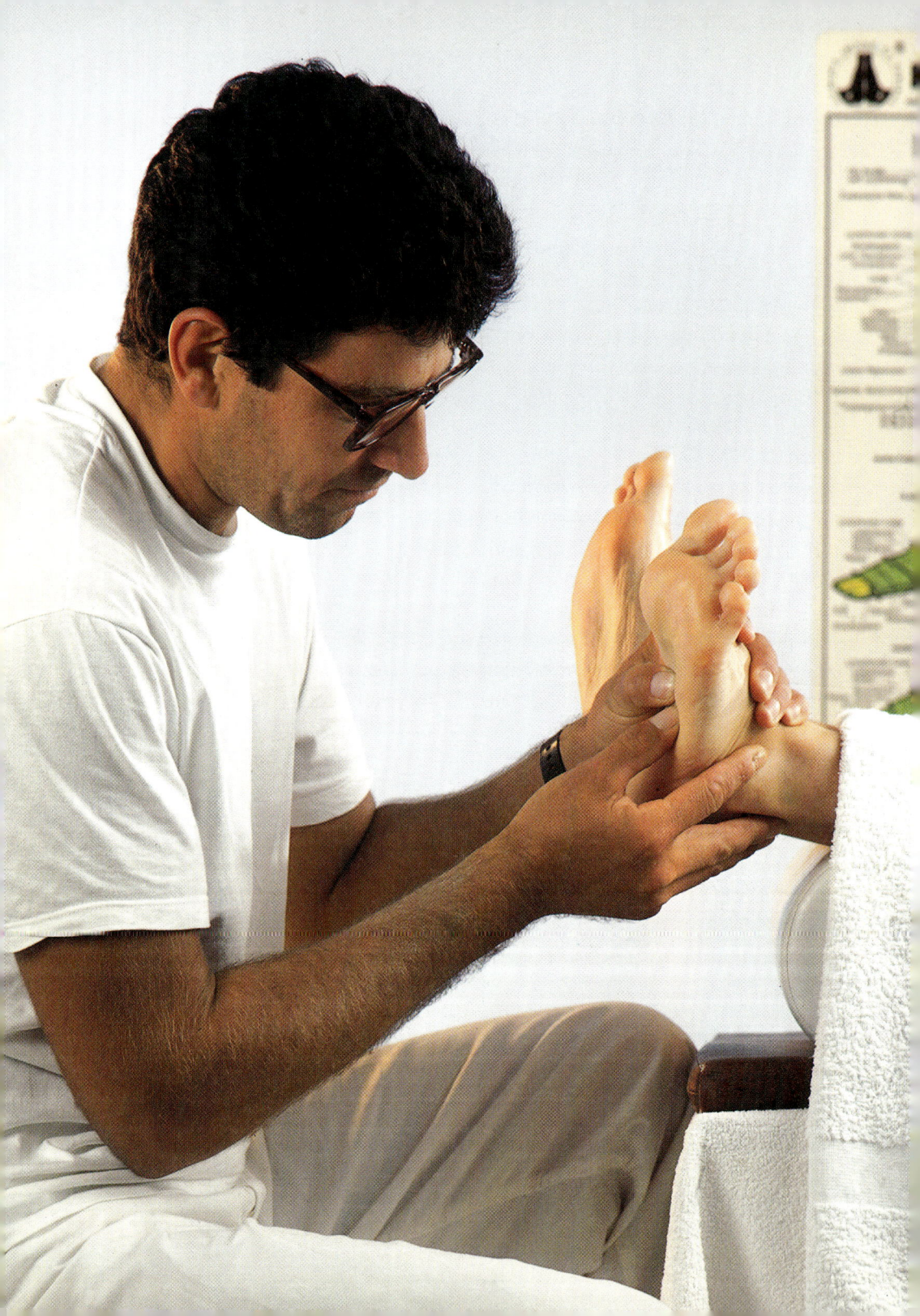

Die einzelnen Fußreflexzonen und ihre Behandlung

Für die praktische Arbeit wäre es zu umständlich, bei jeder Reflexzonenbehandlung die einzelnen Zonen am Fuß zu suchen. Deshalb wurde auch für die Füße eine Art „Landkarte" der Reflexzonen der verschiedenen Organe und Körperteile entwickelt. Danach kann man schnell und einfach ermitteln, welche Zonen am Fuß bei Gesundheitsstörungen zunächst untersucht und behandelt werden sollen.

Zonen der Kopf-Hals-Organe

Die Kopf-Hals-Zonen am Fuß entsprechen der Querzone I des Körpers bis zur 1. Querlinie am Schultergürtel. Am Fuß befinden sich die Zonen dieser Organe also an den Zehen bis zu den Gelenken zwischen Zehen und Mittelfußknochen.

Man beginnt normalerweise an den großen Zehen, die nacheinander von unten und oben beeinflußt werden. Danach setzt man die Therapie an den Zehen 2–5 fort. Dabei geht man stets von der 2. Zehe nach außen zur kleinen Zehe. Zuerst werden diese 4 Zehen von unten, dann von oben behandelt, anschließend die Zonen in den Zehenzwischenräumen.

Behandlung

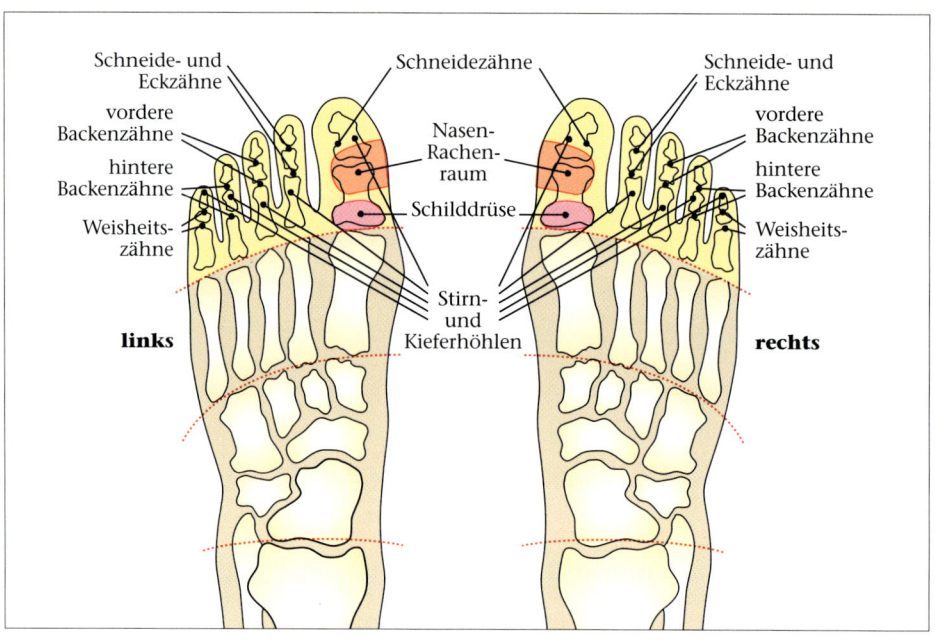

Schneide- und Eckzähne
Schneidezähne
Schneide- und Eckzähne

vordere Backenzähne
Nasen-Rachen-raum
vordere Backenzähne

hintere Backenzähne
Schilddrüse
hintere Backenzähne

Weisheits-zähne
Weisheits-zähne

Stirn- und Kieferhöhlen

links   **rechts**

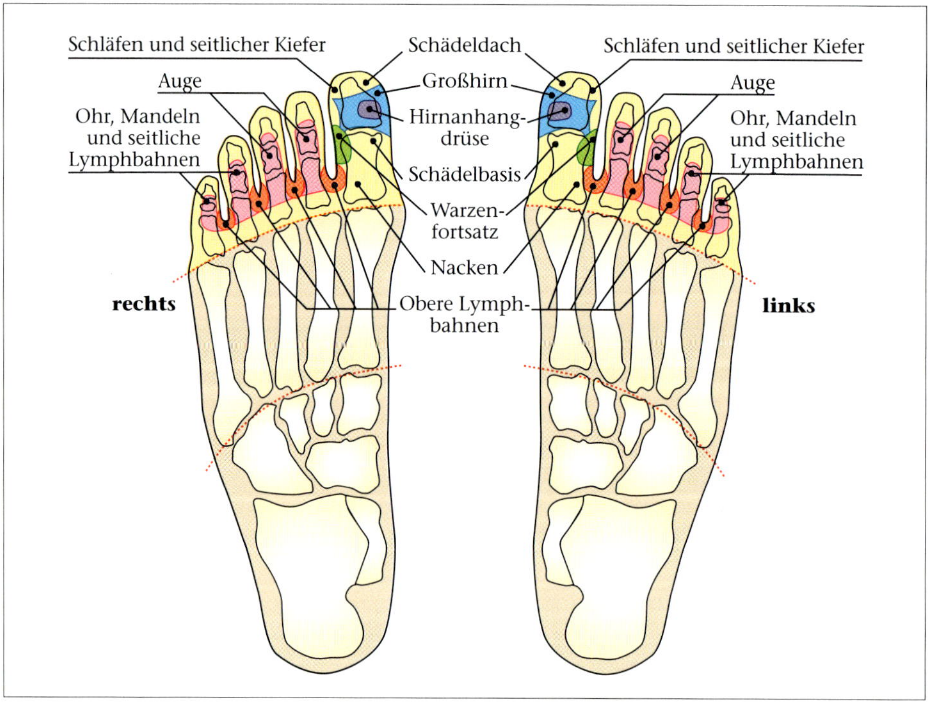

Schläfen und seitlicher Kiefer
Schädeldach
Schläfen und seitlicher Kiefer

Auge
Großhirn
Auge

Ohr, Mandeln und seitliche Lymphbahnen
Hirnanhang-drüse
Ohr, Mandeln und seitliche Lymphbahnen

Schädelbasis

Warzen-fortsatz

Nacken

rechts
Obere Lymph-bahnen
links

Zur Gesundheitsvorsorge sollten immer alle Kopf-Hals-Zonen beeinflußt werden. Bestehen Erkrankungen einzelner Organe, kann es genügen, deren Zonen an den Zehen zu behandeln. Oft empfiehlt es sich aber auch dann, alle Zonen zu massieren, damit der Kopf-Hals-Nacken-Bereich insgesamt harmonisiert wird.

Herzzonen und Bezugszonen

Für das Herz gibt es 2 Arten von Reflexzonen am Fuß: Organzonen und Bezugszonen. Die Organzonen entsprechen im Reflexzonenraster der tatsächlichen anatomischen Lage des Herzens im Körper. Die Bezugszonen beruhen auf der Tatsache, daß Herzbeschwerden häufig

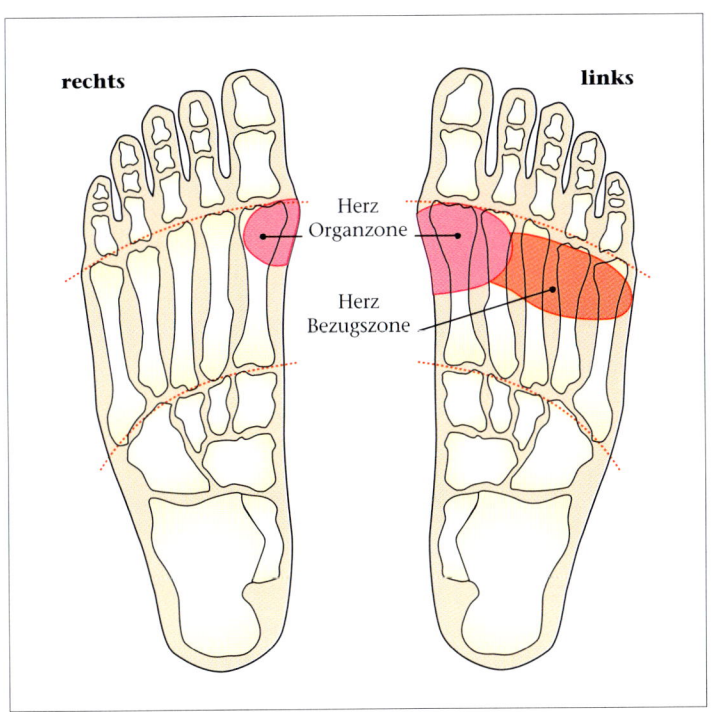

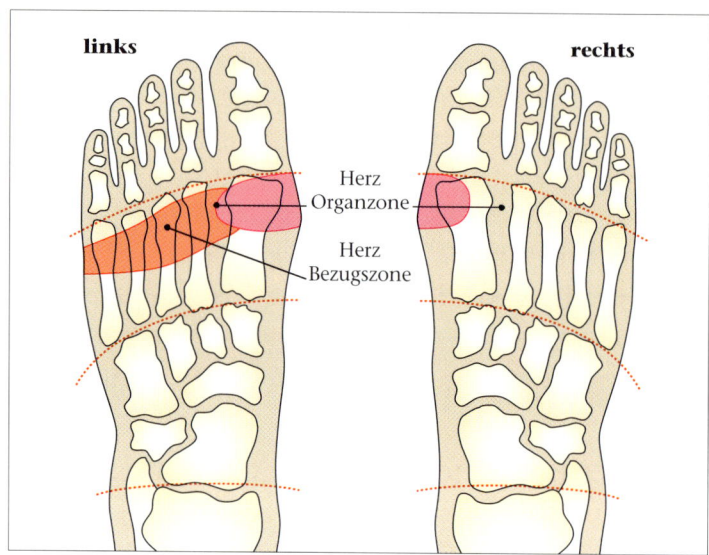

in die linke Schulter und den linken Arm ausstrahlen. Dieses Ausstrahlungsgebiet wird am linken Fuß zusätzlich als Bezugszone berücksichtigt.

Die Organzonen des Herzens befinden sich am rechten und linken Fuß. Da das Herz überwiegend auf der linken Körperhälfte liegt, nimmt die linke Organzone mehr Raum als die rechte ein.

Beachten Sie

Zur Gesundheitsvorsorge behandelt man die Organ- und Bezugszonen des Herzens. Bei nervösen Herzbeschwerden empfiehlt es sich meist, nur die Bezugszonen zu beeinflussen, um zu starke Reaktionen zu vermeiden. Auch bei akut auftretenden unklaren Beschwerden am Herzen sollten nur die Bezugszonen behandelt werden.

Behandlung

Man beginnt mit der Bezugszone an der linken Fußsohle. Anschließend behandelt man die Bezugszone auf dem linken Fußrücken. Wenn auch die Organzonen beeinflußt werden sollen, massiert man zunächst die kleinere an der rechten Fußsohle, danach die größere an der linken Sohle und abschließend die beiden Herzorganzonen auf dem rechten und linken Fußrücken. Behandelt wird vorsichtig mit mäßigem Druck, denn das Herz reagiert manchmal sehr sensibel auf die Reflexzonentherapie. Wer an ernsteren Herzkrankheiten leidet, sollte vor der Selbstbehandlung den Therapeuten befragen, der vielleicht die ersten Behandlungen durchführen wird.

Behandeln Sie vorsichtig und mit mäßigem Druck.

Zonen der Atmungsorgane

Die Reflexzonen des Nasen-Rachen-Raums befinden sich auf den Großzehen und wurden bei den Zonen der Kopf-Hals-Organe (s. Seite 22, Abb. oben) bereits beschrieben. Hier interessieren nur die Fußreflexzonen ab der Luftröhre. Zur Pflege der Atmungsorgane und Behandlung von Erkrankungen der oberen Atemwege müssen aber die Zehenzonen mitbehandelt werden.

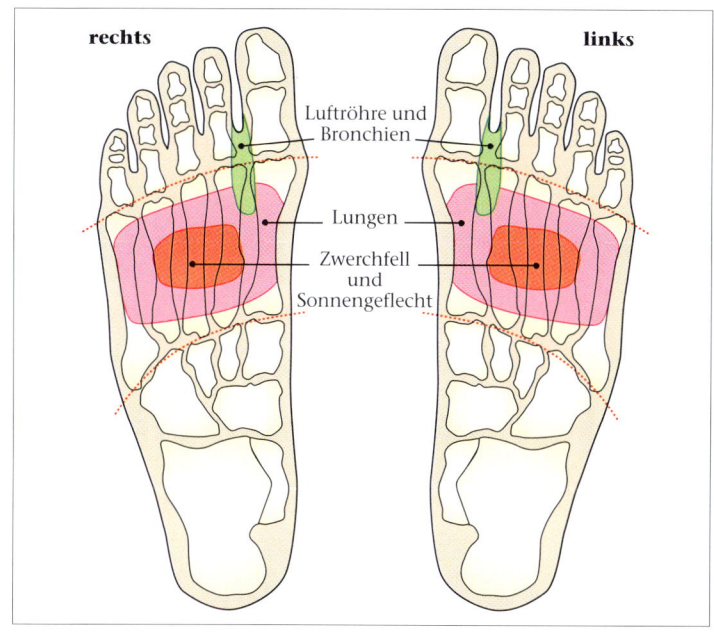

rechts   links

Luftröhre und Bronchien

Lungen

Zwerchfell und Sonnengeflecht

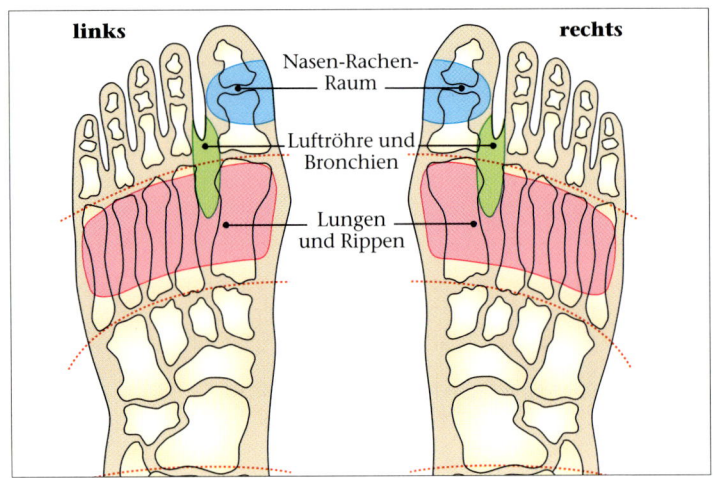

Es werden zuerst die Großzehenzonen des Nasen-Rachen-Raums massiert. Anschließend beeinflußt man auf der Fußsohle die längliche Zone der Luftröhre und Bronchien und danach die große Lungenzone mit der Zwerchfellzone. Am Fußrücken wird zunächst ebenfalls die Luftröhren-Bronchien-Zone und danach die Lungenzone behandelt, wobei auch die seitlichen Ausläufer der Lungenzone mitmassiert werden müssen.

Nieren-Harnweg-Zonen

Die Zonen der Nieren, Harnleiter und Harnblase befinden sich nur auf den Fußsohlen und seitlich innen am Fuß. Sie ähneln auffallend einer schematischen Darstellung des Nieren-Harnweg-Systems.

Behandlung

Sie beginnt mit der Massage der Nierenzone, setzt sich nach hinten über die Harnleiterzone und abschließend die Harnblasenzone fort. Die Behandlung ist aber auch in umgekehrter Reihenfolge möglich, also beginnend bei der Harnblasenzone, entlang der Harnleiterzone nach vorne zur Nierenzone.

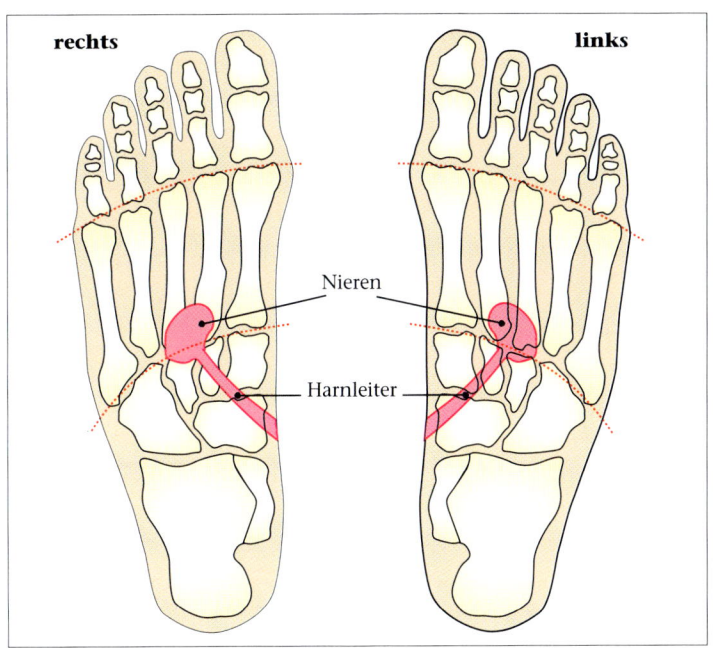

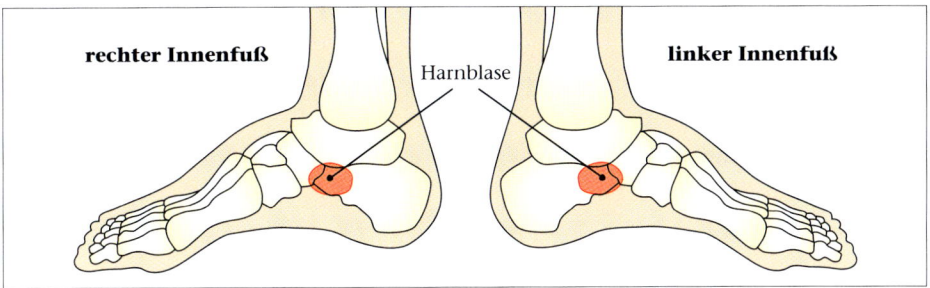

Zonen der Verdauungsorgane

Das Verdauungssystem nimmt mit seinen verschiedenen Reflexzonen am Fuß viel Raum ein. Nicht alle Zonen der Organe sind an beiden Füßen vorhanden; dies entspricht den tatsächlichen anatomischen Verhältnissen im Körper. Die Zone der Mundhöhle, die auch zum Verdauungssystem gehört, wurde bei den Kopf-Hals-Organen bereits an der Großzehe dargestellt.

Beachten Sie

> Die verschiedenen Verdauungsorgane bilden eine funktionelle Einheit, das heißt, sie können ihre Aufgaben nur gemeinsam erfüllen.
>
> Wenn ein Organ gestört ist, werden häufig auch die anderen in Mitleidenschaft gezogen. Deshalb empfiehlt es sich grundsätzlich, alle Zonen der Verdauungsorgane zu behandeln. Dies ist vor allem zur Gesundheitsvorsorge wichtig.

Behandlung

Die Therapie arbeitet die einzelnen Zonen des Verdauungssystems in der anatomisch richtigen Reihenfolge durch. Sie beginnt an der Oberseite der Großzehen mit der Mundhöhlenzone. Danach behandelt man die Speiseröhrenzone auf dem Fußrücken und an der Fußsohle. Anschließend werden die Zonen des Mageneingangs, Magens und Magenausgangs massiert.

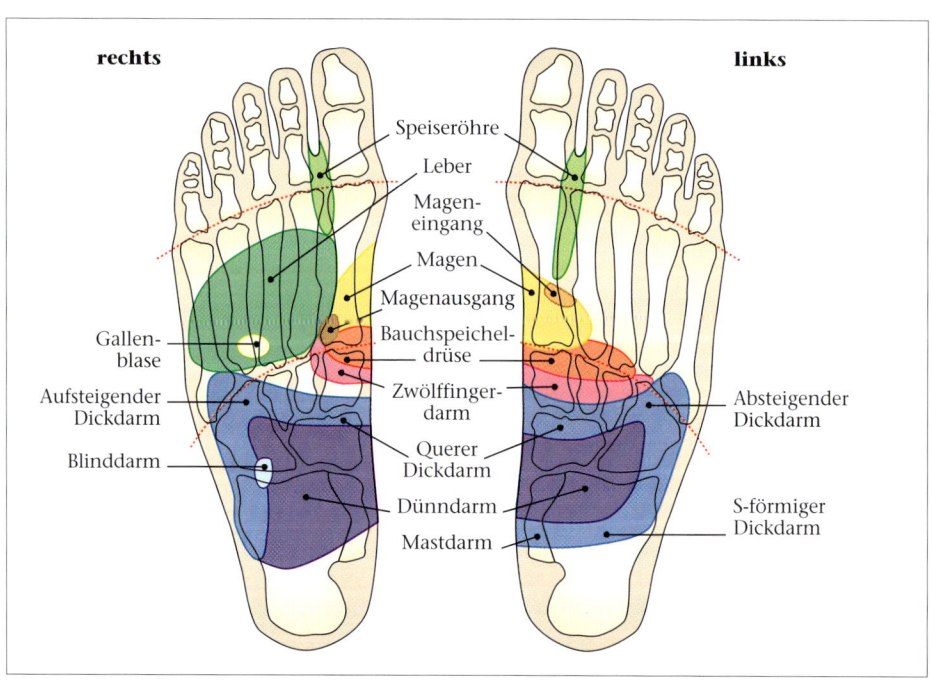

rechts — links

Speiseröhre
Leber
Mageneingang
Magen
Magenausgang
Bauchspeicheldrüse
Zwölffingerdarm
Querer Dickdarm
Dünndarm
Mastdarm

Gallenblase
Aufsteigender Dickdarm
Blinddarm

Absteigender Dickdarm
S-förmiger Dickdarm

Die weitere Behandlung erfolgt zunächst an der linken, danach an der rechten Zone der Bauchspeicheldrüse. Dann wird die große Leberzone auf der rechten Fußsohle und die Gallenblasenzone an der rechten Fußsohle und auf dem rechten Fußrücken massiert. Schließlich beeinflußt man zuerst auf der rechten, dann auf der linken Fußsohle die Zwölffingerdarmzone.

Fortgesetzt wird die Therapie mit der Massage der Dünndarmzone auf der linken und rechten Fußsohle. Der Blinddarm wird zuerst über die Zone auf der rechten Fußsohle und danach über die an der rechten Fußaußenseite behandelt. Danach massiert man die Zonen des aufsteigenden Dickdarms und des 1. Teils des quer verlaufenden Dickdarms an der rechten Fußsohle, anschließend die Zonen des 2. Teils des quer verlaufenden Dickdarms, des absteigenden und S-förmigen Dickdarms und des Enddarms an der linken Fußsohle. Zusätzlich wird die kleine

Die Behandlung aller Zonen der Verdauungsorgane ist für Anfänger etwas kompliziert. Oft empfiehlt es sich deshalb, die Anwendung zunächst vom Therapeuten demonstrieren zu lassen.

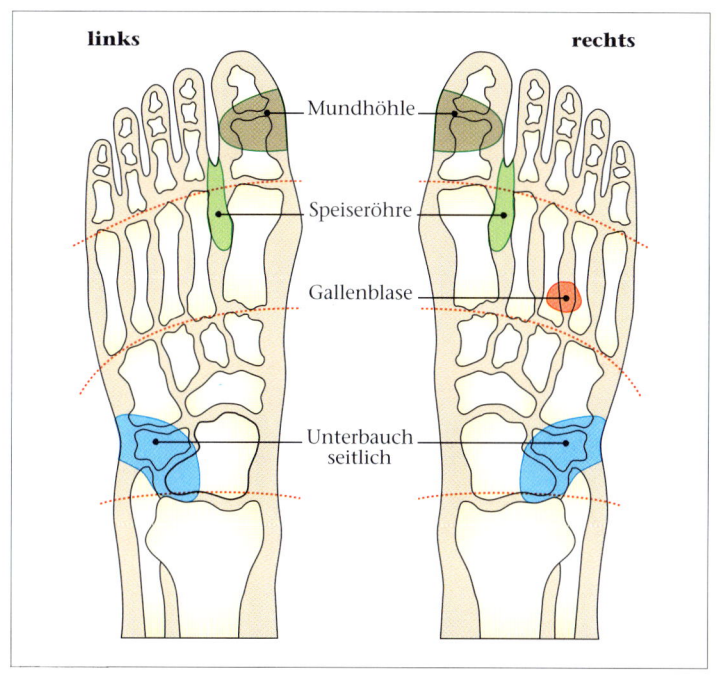

links   rechts

Mundhöhle

Speiseröhre

Gallenblase

Unterbauch seitlich

Mastdarmzone innen am rechten Fuß und die Afterzone innen am linken Fuß behandelt. Zum Schluß massiert man rechts und links auf dem Fußrücken die Zonen des seitlichen Unterbauchs.

Drüsen- und Lymphzonen

Die Hormondrüsen und das Lymphsystem befinden sich im gesamten Körper. Deshalb gibt es an den Füßen kein zusammenhängendes System, sondern einzelne Reflexzonen an unterschiedlichen Stellen.

Behandlung

Bei Störungen einzelner Drüsen kann die entsprechende Zone beeinflußt werden. Oft wirkt es aber besser, wenn alle Drüsenzonen massiert werden, damit man die Drüsenfunktionen harmonisch aufeinander abstimmt. Zur vorbeugenden Harmonisierung und Stärkung des Drüsensystems werden immer alle Drüsenzonen behandelt.

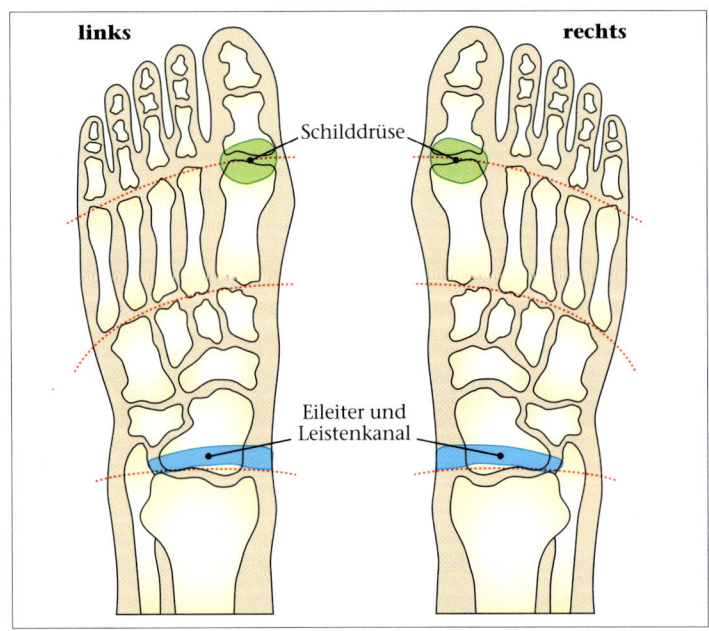

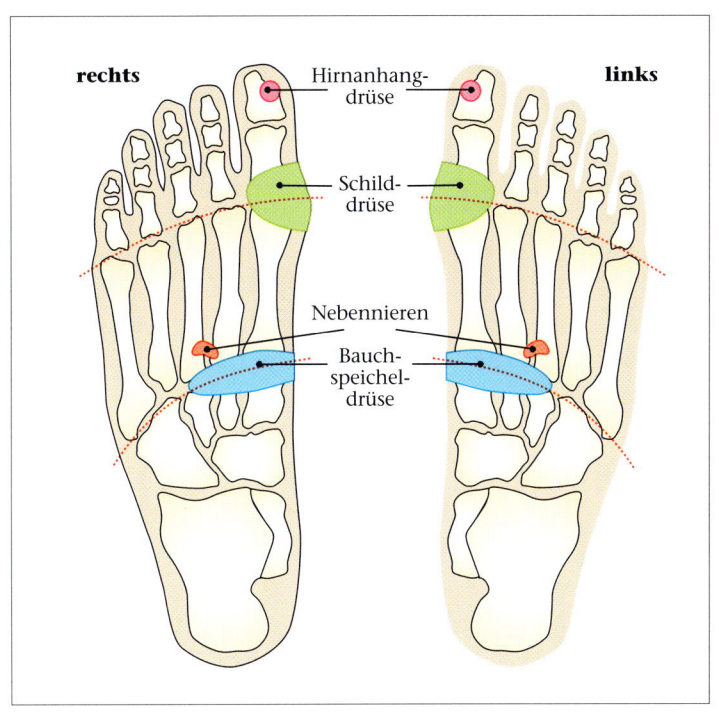

rechts   Hirnanhang-
drüse   links

Schild-
drüse

Nebennieren

Bauch-
speichel-
drüse

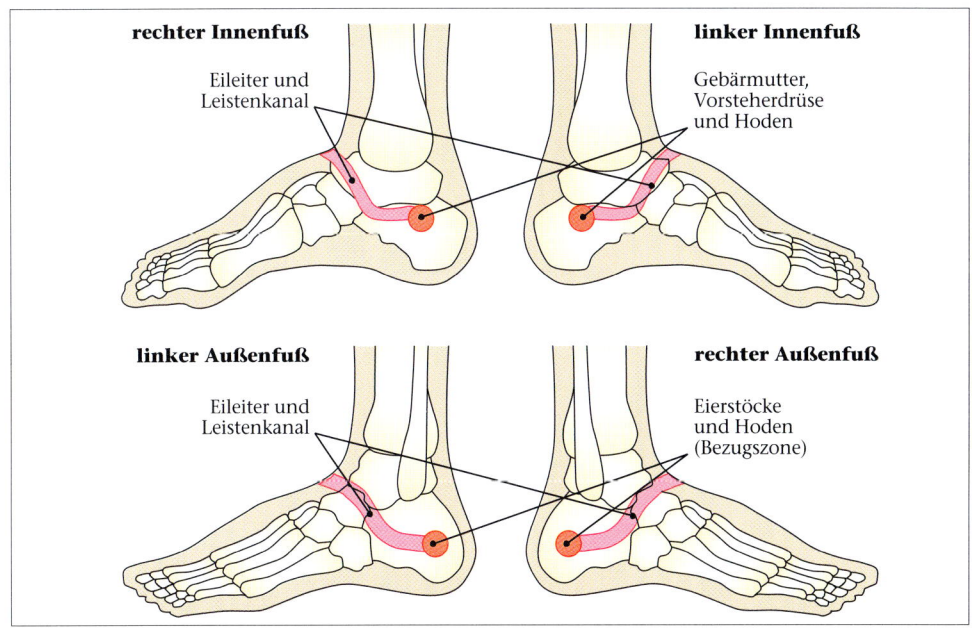

rechter Innenfuß   linker Innenfuß

Eileiter und
Leistenkanal

Gebärmutter,
Vorsteherdrüse
und Hoden

linker Außenfuß   rechter Außenfuß

Eileiter und
Leistenkanal

Eierstöcke
und Hoden
(Bezugszone)

Die Therapie beginnt mit der Zone der Hirnanhangdrüse und der Schilddrüse an der rechten und linken Großzehe (s. Abb. Seite 30). Danach werden rechts und links etwa in der Mitte der Fußsohle die Zonen der Nebennieren und die beiden Zonen der Bauchspeicheldrüse behandelt. Fortgesetzt wird die Therapie mit den Eileiter- und Leistenkanalzonen am Fußrücken. Zum Abschluß massiert man innen und außen an den Fußseiten die Zonen der Eierstöcke, Gebärmutter, Hoden und Vorsteherdrüse (s. Abb. Seite 31).

Behandlung

Die Lymphzonen am Fuß entsprechen dem Lymphsystem des Körpers, das von entscheidender Bedeutung für die Abwehr- und Selbstheilungsregulationen ist. Es besteht vor allem aus Lymphbahnen und -knoten, Milz und Blinddarm. Außerdem kommen im System der Fußlymphzonen noch die Brustdrüsen hinzu.

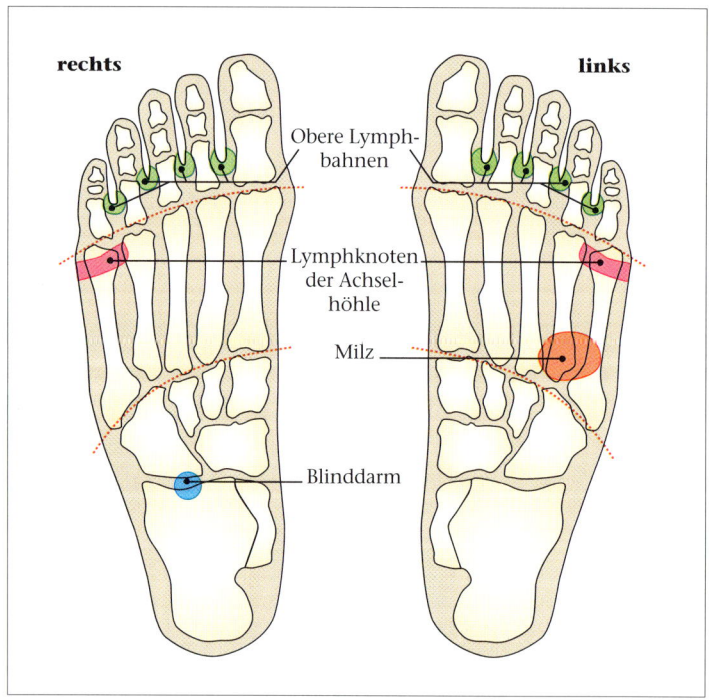

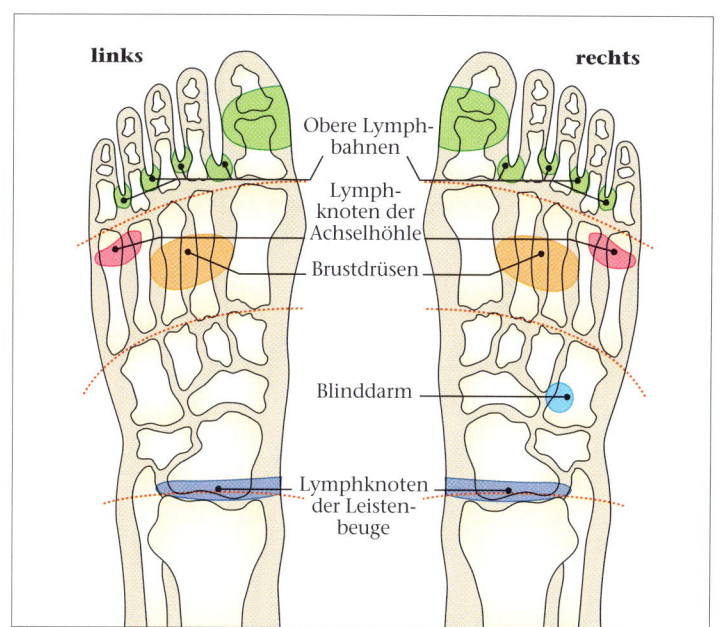

links

rechts

Obere Lymph-
bahnen

Lymph-
knoten der
Achselhöhle

Brustdrüsen

Blinddarm

Lymphknoten
der Leistenbeuge

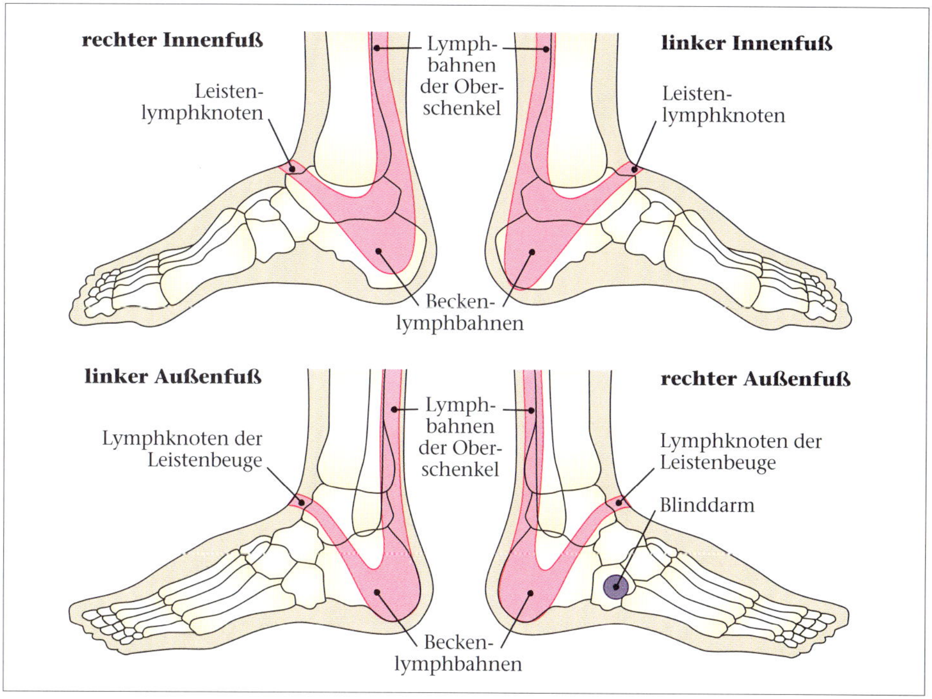

rechter Innenfuß

linker Innenfuß

Lymph-
bahnen
der Ober-
schenkel

Leisten-
lymphknoten

Leisten-
lymphknoten

Becken-
lymphbahnen

linker Außenfuß

rechter Außenfuß

Lymphknoten der
Leistenbeuge

Lymph-
bahnen
der Ober-
schenkel

Lymphknoten der
Leistenbeuge

Blinddarm

Becken-
lymphbahnen

Beachten Sie

> Das System der Lymphzonen soll immer insgesamt behandelt werden, damit man die Abwehr- und Selbstheilungskräfte ganzheitlich anregt. Dies beugt vielen Krankheiten vor und verstärkt die Ausscheidung von Giftstoffen aus dem Körper.

Die Therapie beginnt mit den kreisförmigen Reflexzonen der oberen Lymphbahnen in den 4 Zehenzwischenräumen. Zuerst behandelt man sie von der Fußsohle aus rechts und links, dann auf dem Fußrücken. Anschließend wird die kleine Zone der Achsellymphknoten auf der rechten und linken Fußsohle und danach auf den beiden Fußrücken massiert. Fortgesetzt wird die Behandlung an der Milzzone der linken Fußsohle. Danach massiert man auf dem rechten und linken Fußrücken die Zonen der Brustdrüsen. Darauf folgt die Therapie der Blinddarmzone an der rechten Fußsohle und auf dem rechten Fußrücken. Zum Abschluß werden rechts und links auf dem Fußrücken die Zonen der Leistenlymphknoten sowie innen und außen am rechten und linken Fuß die Zonen der Becken- und Oberschenkellymphbahnen massiert.

Muskel-, Gelenk- und Wirbelsäulenzonen

Entsprechend der Ausdehnung des Stütz- und Bewegungsapparats im Körper nehmen auch seine Reflexzonen an den Füßen viel Raum ein. Zum Teil überschneiden sie sich mit den Zonen anderer Organe.

Zur Vorbeugung von Erkrankungen des Stütz- und Bewegungsapparates eignet sich die Massage aller Reflexzonen dieses Organsystems am besten. Werden einzelne Teile des Systems besonders beansprucht, zum Beispiel die Hals- oder Lendenwirbelsäule, werden deren Zonen besonders

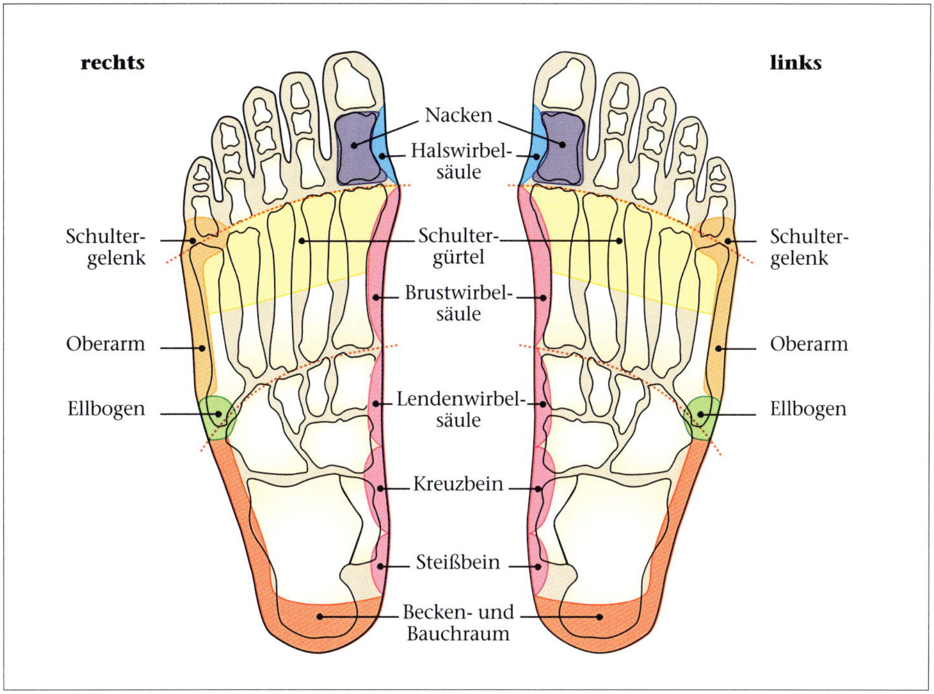

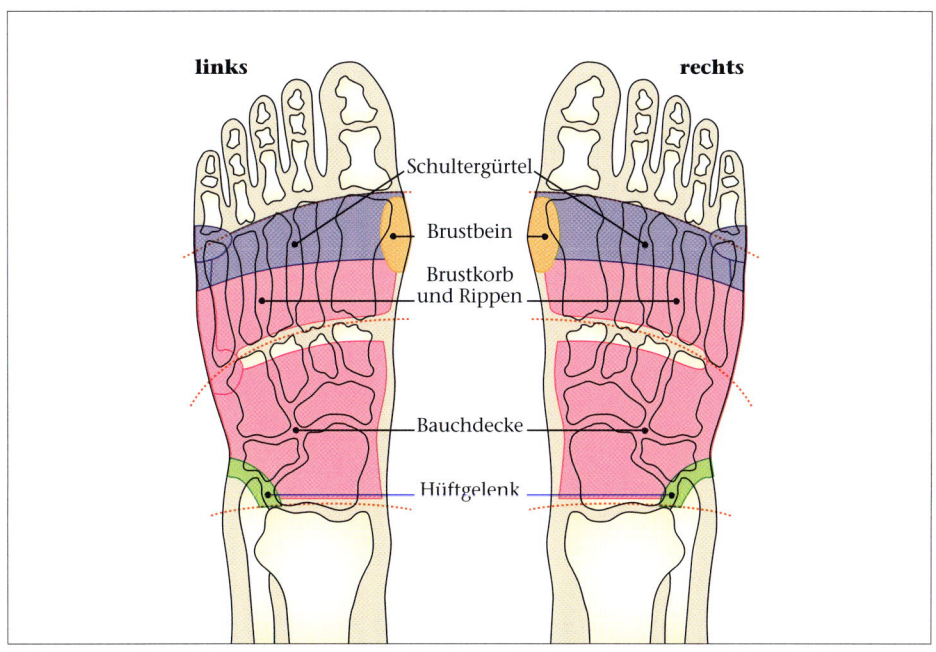

rechts

links

Nacken

Halswirbel-
säule

Schulter-
gelenk

Schulter-
gürtel

Schulter-
gelenk

Brustwirbel-
säule

Oberarm

Oberarm

Ellbogen

Lendenwirbel-
säule

Ellbogen

Kreuzbein

Steißbein

Becken- und
Bauchraum

links

rechts

Schultergürtel

Brustbein

Brustkorb
und Rippen

Bauchdecke

Hüftgelenk

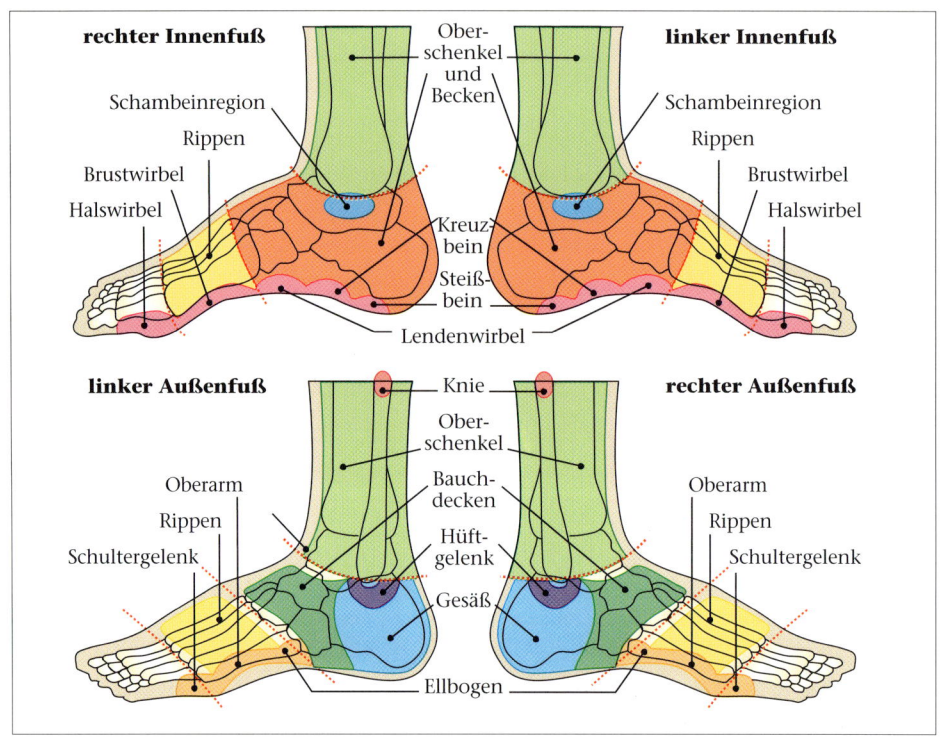

intensiv behandelt, um chronische Verspannungen und Schäden an Bandscheiben und Gelenken zu vermeiden.

Bestehen bereits Krankheiten am Stütz- und Bewegungsapparat, kann es ebenfalls angezeigt sein, alle Reflexzonen am Fuß zu behandeln, um einer fortschreitenden Schädigung vorzubeugen. Zum Teil genügt aber auch die Reflexzonenmassage an den einzelnen Zonen der entsprechenden Körperteile.

Behandlung

Sie erfolgt in der Reihenfolge, die den tatsächlichen anatomischen Verhältnissen im Körper entspricht. Zuerst werden die Zonen des Nackens und der Halswirbelsäule an den beiden Großzehen massiert. Dann behandelt man an der rechten und linken Fußsohle die breite Zone des Schultergürtels mit dem Schultergelenk, anschließend die entsprechenden Zonen auf dem rechten und linken Fußrücken. Schließlich wird die Zone des Oberarms und Ellbogens seitlich außen auf der rechten und linken Fußsohle beeinflußt.

Fortgesetzt wird die Anwendung an den Zonen des Brustbeins und des Brustkorbs mit Rippen auf dem rechten und linken Fußrücken. Danach kehrt man zur Fußsohle zurück, um die Zonen der Brust- und Lendenwirbelsäule, des Kreuz- und Steißbeins an der inneren Seite zu massieren.

Die weitere Therapie wird an der rechten und linken Fußsohle mit den Zonen des Bauch-Becken-Raums fortgeführt. Anschließend massiert man auf dem rechten und linken Fußrücken die große Zone der Bauchdecke und die kleine der Hüftgelenke.

Zusätzlich werden die Hüftgelenke über die halbmondförmige Zone unter dem äußeren Knöchel und die Schambeinregion über die ähnliche Zone unter dem inneren Knöchel beeinflußt.

Zum Abschluß werden außen und innen am Unterschenkel bis eine Handbreit oberhalb der Knöchel die Zonen für Becken, Oberschenkel und Knie durchgearbeitet.

Tip

Diese Anwendung ist wegen der vielen einzelnen Zonen für Anfänger etwas kompliziert. Deshalb kann sie zunächst unter fachlicher Anleitung durchgeführt werden. Einfacher geht es, wenn Sie einen Fußreflexzonenroller verwenden, der alle Zonen an den Füßen beeinflußt.

3. KAPITEL

Praxis der Fußreflexzonentherapie

Voraussetzungen der Therapie

Die Reflexzonentherapie am Fuß setzt einige Grund-bedingungen voraus, damit sie optimal wirken kann. Manche der folgenden Ausführungen mögen selbstver-ständlich erscheinen, aber die Erfahrung zeigt immer wie-der, daß sie zum Teil doch vergessen werden. Prägen Sie sich diese Voraussetzungen deshalb gut ein, und achten Sie stets darauf, daß sie so gut wie möglich geschaffen werden.

Motivation – positive Einstellung

Wer die Reflexzonentherapie am Fuß anwenden will, muß zunächst die Mühe auf sich nehmen, diese Technik zu erlernen. Dazu sind Motivation und positive Einstellung zur Reflexzonentherapie unabdingbar.

Eine gute Motivation ist leicht gefunden, wenn man bereits an einer Krankheit leidet. Die Besserung oder Hei-lung dieser Erkrankung genügt normalerweise, um ausrei-chend zur regelmäßigen Therapie zu motivieren.

Wer gesund ist und die Fußreflexzonengymnasik vor-beugend anwenden will, muß sich seine Motive besonders gut verdeutlichen: Vielleicht will man leistungsfähiger und ausgeglichener werden. Diese persönlichen Motive sollte man mit „Leben" erfüllen, indem man positive Vorstel-lungen dazu entwickelt. Stellen Sie sich zum Beispiel möglichst plastisch vor dem inneren Auge vor, wie mit Hilfe der Reflexzonentherapie Gesundheit und Wohlbefinden zunehmend verbessert werden.

Solche Vorstellungen sollten einige Zeit möglichst zweimal täglich in Entspannung, zum Beispiel beim autogenen Training, entwickelt und eingeprägt werden. Dadurch setzen sie sich allmählich im Unbewußten fest und sorgen dafür, daß die Reflexzonentherapie zum Bedürfnis und zur guten Gewohnheit wird.

Entspannung und Motivation sind der erste Schritt zu einer wirksamen Fußreflexzonentherapie.

Praktische Voraussetzungen

Eine der wichtigsten praktischen Grundbedingungen zur selbständigen Reflexzonentherapie am Fuß besteht in ausreichender körperlicher Beweglichkeit und Gelenkigkeit. Man muß in der Lage sein, die Beine im Sitzen mühelos und ohne Schmerzen so anzuwinkeln, daß die Füße bequem mit den Händen behandelt werden können. Dies fällt Ungeübten oft schwer, bessert sich aber meist mit zunehmender Erfahrung. Regelmäßige Gymnastik kann ebenfalls dazu beitragen, die Beweglichkeit zu verbessern. Läßt sich die ausreichende Gelenkigkeit nicht herstellen, kommt die Selbstbehandlung der Fußreflexzonen grundsätzlich nicht in Frage, weil man sich zu stark anstrengt und verspannt.

Beachten Sie

Körperliche Beweglichkeit und Gelenkigkeit sind Grundvoraussetzungen für die selbständige Fußreflexzonentherapie.

Der Raum, in dem die Therapie durchgeführt wird, soll ruhig, angenehm beleuchtet und ausreichend erwärmt sein, damit man sich gut entspannen kann. Manche Menschen mögen bei der Behandlung leise Hintergrundmusik, die ebenfalls zur Entspannung beiträgt.

Eine behagliche Atmosphäre ist unerläßlich für eine erfolgreiche Entspannung.

Ein gut ausge-
statteter Stuhl
fördert eine
optimale, ent-
spannte Körper-
haltung, in der
die Fußreflex-
zonenmassage
am besten
gelingt.

Zur richtigen Körperhaltung benötigt man einen beque-
men Stuhl mit gerader Rückenlehne, aber ohne hinderli-
che Seitenlehnen. Die Sitzfläche sollte hinten möglichst
nach oben gewölbt sein, damit das Becken in die anatomisch richtige Haltung gelangt. Wülste an der Rückenlehne sollten das Kreuz anatomisch richtig abstützen.

Wenn Mißempfindungen auftreten, unterpolstert man je
nach Bedarf Nacken, Rücken, Hüftgegend und/oder Gesäß
mit Nackenrollen, kleinen Kissen oder zusammengerollten
Decken, bis man völlig bequem sitzt.

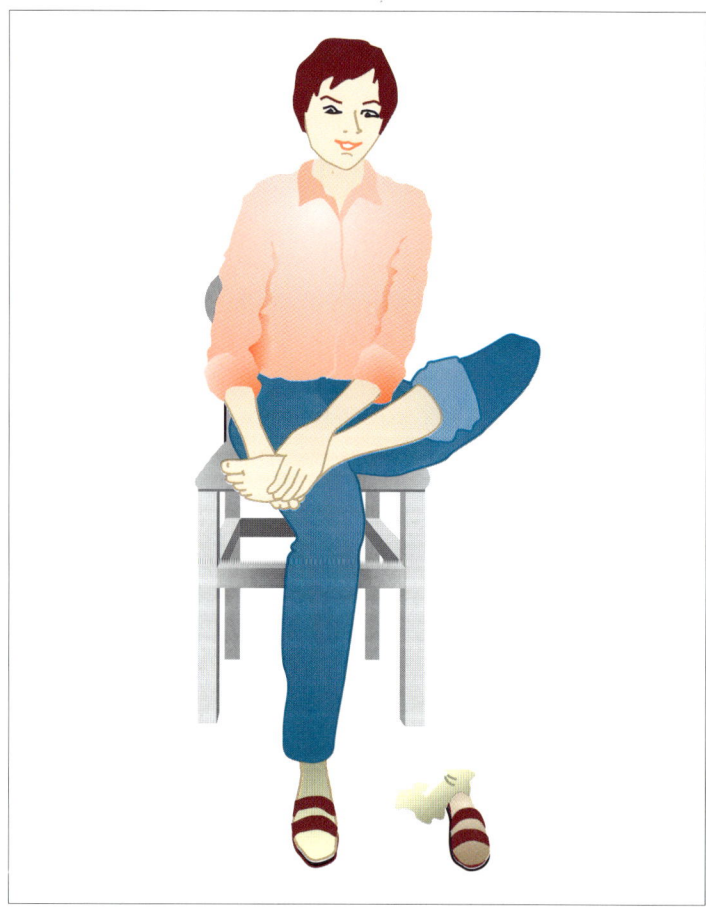

*Richtige
Körperhaltung zur
Selbstbehandlung*

Die beiden Füße stehen zunächst fest auf dem Boden, rechtwinklig in den Knien gebeugt. Schuhe und Strümpfe zieht man am besten jeweils nur an dem gerade behandelten Fuß aus, damit der auf dem Boden stehende nicht auskühlt. Alle beengenden Teile der Kleidung, zum Beispiel Krawatten, Gürtel, Hosen-, Rockbund, Büstenhalter werden gelockert oder abgelegt, denn sie können erheblich stören.

Zur Behandlung lehnt man sich bequem in den Stuhl zurück und legt den einen Fuß, an dem die Reflexzonen behandelt werden sollen, so auf den Oberschenkel des anderen Beins, daß die Zonen gut überschaut und mit den Händen erreicht werden können. In dieser Körperhaltung führt man die Therapie in der später beschriebenen Weise durch. Dabei achtet man auf die beim Ablauf der Fußreflexzonentherapie genannten Reaktionen des Körpers, denen die Massage angepaßt werden muß.

Die selbständige Reflexzonenmassage am Fuß eignet sich zur regelmäßigen Gesundheitsvorsorge, aber auch zur Therapie leichterer Gesundheitsstörungen, gegen die man üblicherweise rezeptfreie Medikamente einnimmt.

Voraussetzungen bei fachlicher Therapie

In erster Linie führen naturmedizinisch orientierte Ärzte, Heilpraktiker, Masseure und Krankengymnasten mit entsprechender Ausbildung die Reflexzonentherapie am Fuß durch. Während Ärzte und Heilpraktiker kraft ihrer Zulassung zur selbständigen Ausübung der Heilkunde die Behandlung in eigener Verantwortung anwenden oder verordnen können, sind Masseure, Krankengymnasten und ähnliche medizinische Hilfsberufe grundsätzlich an die Anweisungen der ersten beiden Berufsgruppen gebunden.

Wichtig ist bei der Wahl des Therapeuten, daß Vertrauen und Sympathie dem Behandler gegenüber bestehen. Gerade bei einem Heilverfahren wie der Reflexzonentherapie, die teilweise im feinstofflichen Bereich wirkt, können solche Gefühle mit über Erfolg und Mißerfolg entscheiden.

Die fachliche Behandlung der Fußreflexzonen wird meist im Liegen durchgeführt, im allgemeinen mit leicht erhöhtem Kopf. Achten Sie darauf, daß Sie bequem und ohne Mißempfindungen auf der Liege ruhen. Wenn unangenehme Empfindungen auftreten, zum Beispiel im Nacken-Schulter-Bereich, Rücken oder Kreuz, muß die Lagerung korrigiert werden. Wer leicht friert, sollte den Therapeuten außerdem um eine Decke bitten.

Beachten Sie

> Wenn während der fachlichen Therapie spontane Schmerzreaktionen auftreten, dürfen sie keinesfalls unterdrückt werden. Der Therapeut muß sie erkennen, damit er danach die weitere gezielte Behandlung ausrichten kann.

Technik der Behandlung

Die Reflexzonentherapie am Fuß wirkt nur dann optimal, wenn sie korrekt durchgeführt wird. Zwar müssen bei falscher Anwendung in der Regel keine unerwünschten Begleiterscheinungen befürchtet werden, aber man erzielt dann keine ausreichende oder überhaupt keine therapeutische Wirkung.

Massage- und Stützdruck

Die Manipulationstherapie an den Fußreflexzonen wirkt nur dann gut, wenn ausreichend tief im Gewebe behandelt wird. Dazu ist zum einen der eigentliche Massagedruck notwendig, den man direkt auf die Reflexzonen ausübt.

Massage- und Stützdruck müssen zusammen eingesetzt werden, um eine optimale Wirkung zu erzielen.

Ebenso wichtig wie der Druck der massierenden Hand ist der stützende Gegendruck, der mit der anderen Hand dem Massagedruck entgegengesetzt wird. Erst dadurch gelingt es, die Manipulationen ausreichend tief im Gewebe durchzuführen, um eine optimale Wirkung zu erzielen.

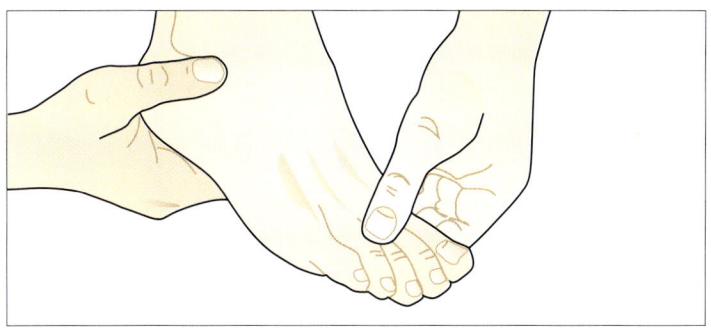

Prinzip des Stützdrucks

Stützdruck bedeutet also, den gerade behandelten Fuß mit einer Hand so festzuhalten, daß er sich unter dem Massagedruck der anderen Hand nicht bewegt. Dazu umfaßt man mit der einen Hand den Fuß fest an der Seite, die der gerade behandelten anderen Fußseite gegenüberliegt, wie das folgende Schema verdeutlicht.

Fußseite, auf die *Massagedruck* ausgeübt wird	Fußseite, auf die *Stützdruck* ausgeübt wird
Fußsohle	Fußrücken
Fußrücken	Fußsohle
Fuß innen	Fuß außen
Fuß außen	Fuß innen

Der Stützdruck wird so dosiert, daß er genau dem Massagedruck entspricht. Der behandelte Fuß darf sich also weder durch den Druck der massierenden Hand noch durch den Stützdruck bewegen.

Die richtigen Handgriffe

Die Reflexzonentherapie am Fuß erfordert spezielle Massagetechniken. Sie wurden von der Begründerin *Eunice Ingham* (s. Seite 12) entwickelt. Zunächst arbeitete sie mit Handgriffen, bei denen die Finger auf den Reflexzonen so bewegt werden, als wollte man etwas zwischen Daumen und Zeigefinger zerreiben. Diese Technik wurde später verändert und noch mehrfach verbessert.

Heute kennen wir verschiedene Handgriffe zur Reflexzonentherapie am Fuß, die individuell je nach Zustand und Reaktionen des Patienten angewendet werden. Zur Selbsthilfe wird hauptsächlich der Grundgriff benutzt, bei Bedarf auch noch der Sedierungsgriff. Alle anderen Spezialgriffe bleiben fachlicher Anwendung vorbehalten und müssen hier nicht weiter beschrieben werden.

Grundgriff der Reflexzonentherapie

Mit dem Massagegrundgriff können die Reflexzonen am Fuß meist zufriedenstellend beeinflußt werden. Man verwendet dazu den Daumen als kräftigsten und beweglichsten der Finger. Er ruht auf der zu behandelnden Reflexzone. Die Handfläche umfaßt den Fuß, die anderen 4 Finger befinden sich auf der entgegengesetzten Fußseite und üben zusammen mit der passiven anderen Hand den Stützdruck aus.

Der Daumennagel darf die Haut beim Massieren nicht berühren.

Die Massage wird mit der Kuppe des Daumens oder dem 1. Daumenglied durchgeführt. Dabei darf der Daumennagel die Haut nicht berühren, damit seine scharfe Kante keine Schmerzen und Verletzungen verursacht. Bei Bedarf muß der Nagel vor der Behandlung zurückgeschnitten werden.

Der Massagedruck erfolgt beim Grundgriff in rhythmischen Wellen.

Den Massagedruck übt man rhythmisch an- und abschwellend auf die Reflexzone aus. Dieser Druck soll nicht vom Daumen selbst ausgehen, sondern von der Handfläche her erfolgen; der Daumen überträgt ihn nur auf die Haut. Das erfordert etwas „Fingerspitzengefühl" und Übung, allmählich gelingt der richtige Massagedruck automatisch immer besser.

Zur Reflexzonenmassage am Fuß legt man also den Daumen mit der Kuppe oder dem 1. Endglied zunächst locker auf die zu behandelnde Zone. Dann übt man von der Handmitte her langsam zunehmenden Druck aus, der in die Tiefe des Gewebes gerichtet ist. Dabei kann es zu individuell unterschiedlichen Reaktionen kommen, die später beim Ablauf der Therapie noch beschrieben werden.

Wenn der Daumendruck ausreichend tief ins Gewebe vorgedrungen ist, wird er langsam wieder gelockert. Der Daumen kehrt dann allmählich in die Ausgangsstellung zurück und liegt wieder locker auf der Reflexzone. Der Kontakt des Daumens mit der Haut darf dabei nicht unterbrochen werden. Nun beginnt der gleiche Bewegungsablauf von vorne, so daß eine rhythmisch-wellenförmig an- und abschwellende Druckmassage auf die Reflexzone entsteht.

Beachten Sie

Der Grundgriff muß bei jeder Anwendung dem augenblicklichen individuellen Zustand angepaßt werden, der sich aus den Reaktionen auf die Behandlung ergibt. Wenn schon bei mäßigem Druck nach kurzer Zeit Schmerzen in der Reflexzone oder Reaktionen am zugehörigen Organ auftreten, darf nicht zu lange und stark weiter behandelt werden. Läßt sich dagegen durch die kurze Anwendung keine Reaktion auslösen, muß länger und intensiver behandelt werden.

Sedierungsgriff bei der Reflexzonentherapie

Zur Sedierung, d. h. hier Schmerzlinderung, sucht man zuerst am Fuß die akut schmerzende Reflexzone. Darauf wird die Kuppe oder das Endglied des Daumens gelegt. Dann übt man kräftigen Druck auf die Zone aus, der nicht wie beim Grundgriff wellenförmig an- und abschwillt, sondern andauernd ausgeübt wird. Zunächst verstärken sich dadurch meist die Schmerzen, aber unter dem anhaltenden Druck lassen sie bald deutlich nach.

Wie lange und stark der Druck auf die Reflexzone ausgeübt wird, hängt von den individuell unterschiedlichen

In der Reflexzonentherapie am Fuß bedeutet Sedierung die rasche Linderung von Schmerzen durch einen speziellen Massagegriff.

Reaktionen ab. Die Stärke des Drucks dosiert man so, daß der Schmerz als Reaktion erträglich bleibt. Die Dauer richtet sich nach dem Abklingen der Schmerzen. Sie können bereits nach 10–30 Sekunden nachlassen, es kann aber auch 1–2 Minuten oder noch länger dauern, ehe eine Reaktion erzielt wird. Sobald die Schmerzen und andere Symptome deutlich gebessert werden, beendet man den Druck. Bei Bedarf kann der Sedierungsgriff mehrmals wiederholt werden, wenn die Symptome erneut akut verstärkt auftreten.

Der Sedierungsgriff lindert die akuten Symptome meist rasch. Dies darf aber nicht mit Heilung verwechselt werden. Man unterdrückt auf diese Weise lediglich die Symptome, wie man es zum Beispiel auch durch eine Schmerztablette erreicht. Manchmal regt der Sedierungsgriff allerdings die Selbstheilungsregulationen so gut an, daß die Krankheit vom Körper aus eigener Kraft überwunden wird.

Beachten Sie

Grundsätzlich sollte nach Linderung der akuten Beschwerden durch den Sedierungsgriff eine fachliche Untersuchung veranlaßt werden, wenn nicht offensichtlich nur eine einfache Krankheit vorliegt. Andernfalls besteht die Gefahr, daß eine ernstere Krankheit verschleppt wird.

In erster Linie wird der Sedierungsgriff bei akuten Zahnschmerzen, rheumatischen Schmerzen an Gelenken, Muskeln und Wirbelsäule, Nervenschmerzen, Koliken und zur Soforthilfe nach Verletzungen und Unfällen angewendet.

Durchführung der Manipulationen

Zur Behandlung wird die Kuppe oder das 1. Glied des Daumens auf die zu beeinflussende Reflexzone gelegt. Dann übt man in der bei den Handgriffen beschriebenen Weise den Massage- und Stützdruck aus. Die Reflexzone, die dem erkrankten Organ entspricht, arbeitet man Millimeter um Millimeter durch.

In welcher Richtung die Massage der Reflexzone erfolgt, ist nach bisheriger Erfahrung von untergeordneter Bedeutung. Man kann zum Beispiel von oben nach unten oder umgekehrt im Uhrzeigersinn oder entgegengesetzt die Zone bearbeiten, im allgemeinen führt dies immer zur therapeutischen Reaktion.

Es bleibt auch bedeutungslos, wenn bei der Massage die Grenzen der zu behandelnden Reflexzone überschritten werden. Wichtig ist, daß die Zone, die dem erkrankten Organ entspricht, korrekt erfaßt wird. Arbeitet man an ihren Rändern auch noch an anderen Zonen, sind keine unerwünschten Nebenwirkungen zu befürchten. Die Wirkung kann dadurch sogar verbessert werden.

Stärke, Dauer und Tempo der Reflexzonentherapie richten sich nach den individuellen Reaktionen. Der erfahrene Therapeut erkennt oft schon beim ersten diagnostischen Abtasten der Fußzonen, wie intensiv und rasch die Anwendung erfolgen soll. Bei der Selbstbehandlung muß man das durch praktische Erfahrung lernen und immer wieder dem sich verändernden Zustand anpassen. Grundsätzlich gilt für die selbständige Reflexzonentherapie:

- Die Fußreflexzonen werden langsam und sorgfältig Millimeter um Millimeter bearbeitet.
- Der Druck, den man beim Grund- oder Sedierungsgriff ausübt, wird individuell so dosiert, daß der dabei oft als Reaktion auftretende vorübergehende Schmerz erträglich bleibt. Man darf nie aus Angst vor der schmerzhaften Reaktion zu schwach behandeln, sonst erzielt man keine ausreichende Wirkung. Es ist aber auch nicht sinnvoll, zu kräftig zu massieren und stärkere Schmerzreaktionen auszulösen, denn dadurch können unerwünschte Überreaktionen eintreten.
- Die Dauer des Drucks, der auf die gleiche Stelle ausgeübt werden soll, richtet sich ebenfalls nach den individuel-

Die Richtung der Massage spielt für die therapeutische Reaktion keine Rolle.

Grundsätze der selbständigen Reflexzonenmassage

len Reaktionen. Beim Grundgriff genügen oft schon wenige Sekunden auf eine Stelle; besonders beim Sedierungsgriff kann der Druck aber auch 1 Minute oder länger dauern.

Beachten Sie

Grundsätzlich gilt, daß man besser mehrmals hintereinander in kurzen Abständen die gleiche Stelle einige Sekunden lang behandelt, als nur einmal längere Zeit zu massieren. Besonders bei akuten Krankheiten genügt meist die mehrmalige kurze und leichte Beeinflussung der Zone, während man bei chronischen Erkrankungen häufig etwas länger und intensiver behandeln muß.

Dauer und Häufigkeit der Therapie

Behandlung durch den Therapeuten

Wie lang die einzelne Anwendung dauert und wie oft sie durchgeführt werden muß, hängt vom Zweck der Reflexzonentherapie und den individuellen Reaktionen ab. Bei einleitender fachlicher Behandlung muß bei der ersten Sitzung, die hauptsächlich der Diagnose dient, mit 40–60 Minuten gerechnet werden. Später dauert die Sitzung dann im Durchschnitt 15–20 Minuten. Sie endet, wenn bei der Prüfung der behandelten Reflexzone durch Daumendruck keine oder deutlich abgeschwächte Reaktionen auftreten.

Die Zahl der notwendigen Sitzungen richtet sich gleichfalls nach den individuellen Reaktionen und dem Ziel der Therapie. Zum Teil genügen schon wenige Anwendungen; vor allem bei chronischen Erkrankungen müssen aber oft 20 und mehr Sitzungen durchgeführt werden, bis eine Heilung oder anhaltende Besserung erzielt wird.

Daran erkennt der Therapeut die Heilung:
- Der diagnostische Tastbefund an der behandelten Reflexzone ergibt keine Schmerzreaktionen mehr.
- Andere allgemeinmedizinische Untersuchungen bestätigen, daß die Krankheit ausgeheilt ist.

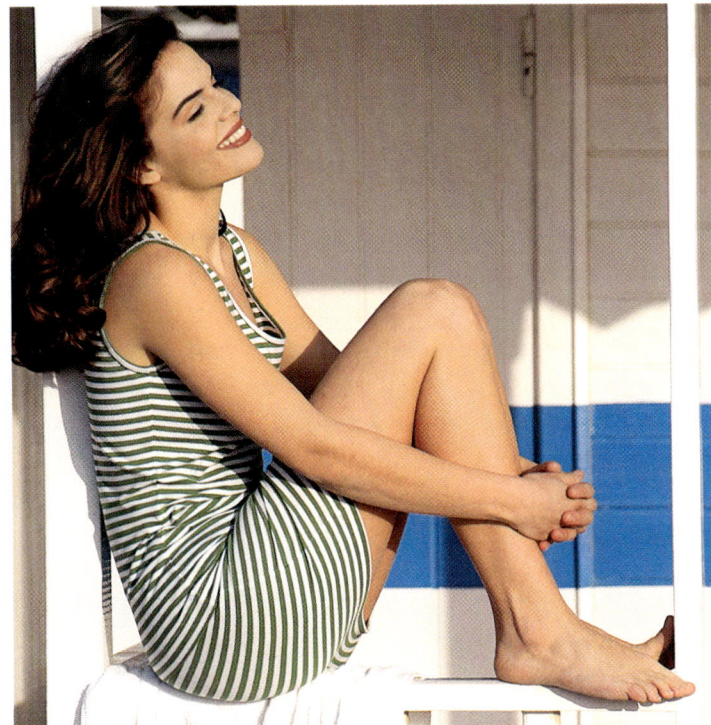

Regelmäßige Reflexzonen-massage beugt vor und hält gesund.

Die Selbstbehandlung der Fußreflexzonen dient haupt-sächlich der regelmäßigen Gesundheitsvorsorge und Behandlung leichterer Gesundheitsstörungen. Dazu beein-flußt man am besten alle Reflexzonen am Fuß, um die inneren Organe und Körperfunktionen ganzheitlich zu harmonisieren und zu stärken. Bei Erkrankungen kann es zusätzlich angezeigt sein, einzelne Reflexzonen, die dem erkrankten Organsystem entsprechen, gesondert intensiv zu behandeln.

Selbstheilung

Bei der Selbstbehandlung dauert die Massage aller Fuß-reflexzonen pro Sitzung etwa 20 Minuten, dazu kommen bei Bedarf noch 5–10 Minuten zur Beeinflussung einzelner Zonen hinzu. Durch die im nächsten Kapitel genannten Hilfsmittel kann die Behandlung aller Reflexzonen ver-kürzt werden.

Die Häufigkeit der Anwendung hängt von ihrem Zweck ab. Zur Vorsorge führt man die Reflexzonenmassage täglich einmal durch. Es kann aber auch genügen, nur 2- bis 3mal wöchentlich zu behandeln. Wer die Therapie nicht regelmäßig durchführen will, kann sich auf 2- bis 3mal jährlich je 4–6 Wochen beschränken; bei dieser kurmäßigen Anwendung wird ebenfalls einmal täglich behandelt.

Bestehen leichtere Gesundheitsstörungen, wird die selbständige Fußreflexzonenmassage 1- bis 3mal täglich durchgeführt. Keinesfalls darf man zu oft behandeln, um die Wirkung zu beschleunigen, das könnte zu unerwünschten Überreaktionen führen. Die Dauer der Anwendung hängt vom Krankheitsverlauf ab. Nach spätestens 3 Tagen müssen die Symptome deutlich gebessert sein und bald danach ganz verschwinden, sonst sollte auch bei leichteren Beschwerden vorsorglich der Therapeut aufgesucht werden.

Beachten Sie

Wendet man die Reflexzonentherapie am Fuß zur Soforthilfe bei akuten stärkeren Beschwerden an, darf nach der Besserung die fachliche Untersuchung nicht auf die lange Bank geschoben werden. Die Linderung der Symptomatik bedeutet keine Heilung, die Krankheit kann nach unterschiedlich langer Zeit erneut akut aufflammen oder ins chronische Stadium übergehen.

Zur Soforthilfe wendet man häufig den auf Seite 45 beschriebenen Sedierungsgriff an. Er wird nicht wellenförmig an- und abschwellend wie der Grundgriff, sondern unter stetigem Druck angewendet. Schon nach 10–30 Sekunden kann dadurch eine Linderung erzielt werden, zum Teil muß man aber auch 1–2 Minuten oder länger behandeln, ehe die Wirkung spürbar eintritt. Dann beendet man den Sedierungsgriff. Bei Bedarf wird er in kurzen Abständen, wenn die Beschwerden zurückkehren, mehrmals wiederholt.

Bewährte Hilfsmittel

Öle

Zur Massage am Körper werden häufig Öle verwendet. Bei der Reflexzonenmassage am Fuß sind solche Öle grundsätzlich überflüssig, unter Umständen sogar störend. Man massiert am Fuß ja nie großflächig Muskulatur und Gewebe, wobei ein Öl die Durchführung und Wirkung verbessern kann, sondern lediglich die kleinen Reflexzonen.

> Öle sind erst nach der Massage angezeigt.

Erst nach der Fußreflexzonentherapie kann ein Hautfunktionsöl mit pflanzlichen Wirkstoffen angezeigt sein. Es darf keine chemischen Zusätze enthalten und soll die Durchblutung fördern; dies verbessert die Wirkung der Reflexzonentherapie.

Puder und Sprays

Vorsicht ist geboten mit geruchs- und schweißhemmenden Fußpudern und -sprays. Die Reflexzonentherapie am Fuß führt als Reaktion auch zur vermehrten Ausscheidung von Schlacken und Giftstoffen mit dem Fußschweiß. Puder und Sprays hemmen diese erwünschte Ausscheidung und können deshalb die Wirkung beeinträchtigen. Aber auch am übrigen Körper sind solche schweißhemmenden Puder und Sprays während der Reflexzonentherapie grundsätzlich nicht zu empfehlen. Denn die vermehrte Schweißabsonderung beschränkt sich häufig nicht auf die Füße, sondern tritt auch am übrigen Körper auf.

> Auf schweißhemmende Puder und Sprays sollte verzichtet werden.

Unangenehmem Schweißgeruch kann man weitgehend vorbeugen, indem zur Körper- und Fußreinigung seifenfreie Waschmittel (Syndets) verwendet werden.

Technische Hilfsmittel

Zur Selbstmassage der Fußreflexzonen werden heute verschiedene mechanische, teilweise auch elektrisch betriebene Hilfsmittel angeboten. Bei korrektem Gebrauch wirken sie ähnlich gut wie die Reflexzonenmassage mit der Hand, die Anwendung ist aber einfacher. Außerdem sparen Sie damit Zeit, weil sie oft „nebenbei" verwendet werden können.

Beachten Sie

> Grundsätzlich bestehen keine Bedenken gegen technische Hilfsmittel, wenn sie zur Gesundheitsvorsorge eingesetzt werden. Bei Krankheiten empfehlen sie sich aber nur bedingt, denn kein Gerät kann den tastenden, fühlenden und individuell den Massagedruck dosierenden Finger vollwertig ersetzen. Zur Therapie sollte deshalb manuell behandelt werden.

Roller aus Holz

Einfachstes Hilfsmittel zur Reflexzonentherapie am Fuß ist der Roller aus Holz. Er besteht aus einem Holzrahmen mit mehreren Holzrollen, meist 3 für jeden Fuß. Diese Rollen sind mit stumpfen Erhebungen versehen, die massierend auf die Reflexzonen wirken, wenn man die Füße darüber bewegt. Das kann ohne nennenswerten zusätzlichen Zeitaufwand erfolgen, indem man den Fußreflexzonenroller auf den Boden stellt, die Füße darauf setzt und rhythmisch vor- und zurückbewegt. Mit etwas Übung erfolgt dies automatisch, man kann dabei zum Beispiel lesen oder arbeiten.

Massagegeräte sind vor allem dann nützlich, wenn man nicht über genügend Kraft in den Fingern verfügt, um eine ausreichende Druckmassage an den Reflexzonen durchzuführen.

Handroller

Nach dem gleichen Prinzip arbeiten die Handroller, bei denen der Holzrahmen mit den Rollen noch einen Handgriff besitzt. Man führt die Behandlung durch, indem man die Rollen mit der Hand über die Reflexzonen bewegt. Damit kann man genauer und besser dosiert massieren. Deshalb eignet sich der Handroller bedingt auch zur Reflexzonentherapie bei Erkrankungen.

Elektrische Massagegeräte

Neben den bisher genannten mechanischen Hilfsmitteln
können auch elektrisch betriebene verwendet werden, wie
man sie auch zur Massage am Körper gebraucht. Es gibt
verschiedene stab-, kugel- und tellerförmige Massagegeräte, mit denen die Reflexzonen am Fuß punktuell oder
großflächiger behandelt werden können. Sie erzeugen
Vibrationen, die ähnlich wie der Druck mit dem Daumen
wirken. Dadurch erreicht man vor allem eine bessere
Durchblutung und Erwärmung im Bereich der Fußzonen,
die reflektorisch zu Reaktionen des entsprechenden Organsystems führt.

Besonders gut können elektrische Massagegeräte wirken,
die mit hörbaren Schallwellen und teilweise zusätzlich mit
elektromagnetischen Feldern arbeiten. Die Schallwellen
dringen tief ins Gewebe unter den Reflexzonen vor, die
Magnetfelder wirken ebenfalls in die Tiefe und harmonisieren außerdem die Energieströmungen. Solche Geräte
sind im Sanitätsfachhandel erhältlich.

*Moderne elektri-
sche Massage-
geräte arbeiten
mit Schallwellen
und elektromag-
netischen
Feldern.*

Fußwannen

Schließlich gibt es noch wannenförmige Geräte zur Reflexzonentherapie am Fuß. Sie werden mit Wasser gefüllt zur
Hydrowellen-Behandlung oder ohne Wasser zur Trockenreiz-Massage verwendet.

Bei der Hydrowellen-Therapie wirken Noppen am Boden
der Wanne auf die Reflexzonen ein. Hinzu kommt außerdem der Reiz des Wassers, der die Massagewirkung zusätzlich verbessert.

Zur Trockenreiz-Massage wird die Wanne ohne Wasser
umgedreht, die Füße stehen also auf der Unterseite. Hier
befinden sich Ringe und Noppen, die elektrisch in Vibra-
tion versetzt werden und so die Reflexzonen intensiv massieren.

Ablauf der Fußreflexzonentherapie

Die Reflexzonenmassage am Fuß beginnt mit der Diagnose. Dazu ermittelt man die auffälligen Zonen, die später besonders intensiv behandelt werden sollen. Im Verlauf der Therapie sind die akuten Reaktionen, danach die möglichen Reaktionen zwischen den Anwendungen zu beachten, um daraus Rückschlüsse auf die Wirkung und den weiteren Verlauf der Behandlung zu ziehen. Die Therapie kann an einzelnen oder allen Zonen erfolgen, dies richtet sich nach dem Befund und dem Zweck der Anwendung.

Erster Tast- und Sichtbefund

Die Reflexzonentherapie beginnt mit dem Tast- und Sichtbefund, der abnorme Reaktionen und Veränderungen an den Fußzonen ermitteln soll. Daraus können Rückschlüsse auf die Art und Lokalisation einer Krankheit sowie auf den allgemeinen Gesundheitszustand gezogen werden, nach denen sich die gezielte Therapie richtet.

Wichtig

Die Selbstdiagnose genügt lediglich bei leichteren Gesundheitsstörungen, die durch eindeutige andere Symptome bestätigt werden. Bei unklaren oder ernsteren Beschwerden muß in jedem Fall eine fachliche Untersuchung erfolgen, um die Krankheit mit Hilfe anderer diagnostischer Verfahren genau zu erkennen und die notwendige Therapie einzuleiten.

Der Tastbefund erfolgt mit dem Grundgriff (s. Seite 44). Auf diese Weise werden systematisch alle Reflexzonen am Fuß von den Zehenspitzen bis zu den Fersen abgetastet. Achten Sie dabei auf die folgenden möglichen Befunde:

- Beim Betasten einzelner Reflexzonen spürt man in diesen Mißempfindungen oder Schmerzen.

■ Durch das Abtasten einzelner Reflexzonen werden als Fernwirkung im Körper am zugehörigen Organsystem Mißempfindungen oder Schmerzen ausgelöst.

■ In der Tiefe des Gewebes unter einer Reflexzone tastet man abnorme Verhärtungen oder Verspannungen.

Jeder dieser Befunde deutet auf eine Störung des zur Reflexzone gehörenden Organsystems hin. Anhand der in Kapitel 2 (s. Seite 21ff.) erfolgten Beschreibung der einzelnen Reflexzonen ermittelt man genau, welches Organ der abnorm reagierenden Zone entspricht, damit man den dort bestehenden Störungen auf die Spur kommt. Alle Reflexzonen mit einem oder mehreren der oben genannten abnormen Befunde müssen bei der späteren Therapie besonders intensiv behandelt werden.

Ein abnormer Tastbefund in einer Reflexzone gibt noch nicht genau an, welche Störung im Organsystem besteht. Man erhält dadurch lediglich den allgemeinen Hinweis darauf, daß etwas „nicht stimmt". Das muß noch keine Krankheit bedeuten. Eine Stärke der Fußreflexzonenbefunde besteht in der Frühstdiagnose lange vor dem Auftreten von Symptomen, die durch die übliche Diagnostik erfaßt werden können. Diese Möglichkeit erklärt sich daraus, daß abnorme Reflexzonenreaktionen auf Energiestörungen hinweisen können, die erst später zur akuten Erkrankung führen. Dann gelingt es oft noch, durch Harmonisierung der Energieverhältnisse im Körper über die Reflexzonen den Ausbruch der Krankheit zu verhüten.

Fußreflexzonenbefunde können sehr früh auf Störungen deuten, oft bevor Symptome auftreten, die mit herkömmlichen Mitteln diagnostizierbar sind.

Selbst vererbte oder im Lauf des Lebens erworbene Veranlagungen zu einer Erkrankung können zum Teil sehr früh an entsprechenden Reflexzonenbefunden erkannt werden, weil sie das energetische Gleichgewicht im Körper stören.

Abnorme Tastbefunde an den Fußreflexzonen können auch auf eine Reihe anderer Gesundheitsstörungen hinweisen. Zu denken ist zum Beispiel an allgemeine Erschöpfungszustände, Überlastung und vorzeitige Abnutzung einzelner Organe und Körperteile, akute und chronische Erkrankungen und seelisch-nervös verursachte Funktionsstörungen. Interessant ist auch noch die Beobachtung, daß nach einer Verletzung oft nach kurzer Zeit ein abnormer Tastbefund an der dem verletzten Körperteil entsprechenden Fußreflexzone festgestellt werden kann. Dies bestätigt die reflektorischen Beziehungen zwischen den Füßen und dem übrigen Körper.

Beachten Sie

Der Tastbefund weist auf den Organbereich hin, in dem eine Störung besteht. Danach muß mit den üblichen diagnostischen Mitteln in diesem Organsystem genau ermittelt werden, welche Funktionsstörung besteht. Bei einfachen Beschwerden kann dies selbständig vorgenommen werden. Dabei berücksichtigt man die anderen Symptome, die an den betroffenen Organen spürbar sind. Bei unklaren oder stärkeren Beschwerden muß eine fachliche Untersuchung erfolgen.

Neben dem Tastbefund spielen auch die Wahrnehmungen beim Betrachten des Fußes eine Rolle für die Diagnose. Man erkennt dabei zum Beispiel abnorme Veränderungen an Haut, Gewebe und Knochen, die reflektorisch die zugehörigen Organe und Körperteile stören können.

Es genügt allerdings bei der Reflexzonendiagnose nicht, lediglich die Art der abnormen Veränderung festzustellen. Entscheidend ist vielmehr, wo sie sich im Raster der Fußreflexzonen befindet. Erst daraus lassen sich Rückschlüsse auf reflektorische Fernwirkungen ziehen.

Veränderungen an den Fußknochen

Am Knochengerüst des Fußes erkennt man bei der Betrachtung vor allem die folgenden aussagefähigen Veränderungen:

- Platt- und Senkfuß mit reflektorischen Fernwirkungen auf die gesamte Wirbelsäule.

- Spreizfuß, der sich reflektorisch auf Herz, Atmungsorgane, Leber-Gallenblasen-System und Schultergürtel
  auswirken kann.
- Hallux valgus („Hammerzehe") mit Abknickung der
  großen Zehe im Grundgelenk nach der Kleinzehenseite
  hin; dies belastet reflektorisch hauptsächlich die Halswirbelsäule, den Nacken, das Herz und die Schilddrüse.
- Andere Veränderungen an den 5 Zehen, die reflektorisch
  vor allem die Kopforgane und Zähne beeinflussen können.
- Abnorme Knochenveränderungen am hinteren Fuß und
  oben bis zu den Knöcheln, die reflektorisch Störungen
  des Darms und anderer Bauch-Becken-Organe bewirken
  können.

Im Gewebe der Füße kann man bei der Betrachtung manchmal abnorme Schwellungen erkennen, die sich aus Blut- und Lymphstauungen erklären. Sie werden natürlich auch beim Tastbefund festgestellt und durch den Sichtbefund bestätigt. Bei derartigen Schwellungen kann eine Erkrankung am Herzen oder an den Nieren bestehen, zum Teil aber auch eine andere Krankheit. Nur durch fachliche Untersuchung ist eine genaue Klärung der Ursachen und anschließend die gezielte Behandlung möglich.

Veränderungen im Fußgewebe

An der Haut der Füße fallen beim Sichtbefund vor allem Rötungen, Einrisse, Schwielen durch übermäßige Verhornung, Hühneraugen, Warzen, Frostbeulen und heute häufiger auch Fußpilzinfektionen auf. Solche lokalen Erkrankungen können reflektorisch die Organe und Körperteile stören, die mit den betroffenen Reflexzonen in Beziehung stehen.

Umgekehrt kommt es aber auch vor, daß diese Symptome an den Füßen erst durch eine Krankheit entfernter Körperteile und Organe ermöglicht werden. Dies muß in der Regel durch fachliche Untersuchung abgeklärt und gezielt behandelt werden.

Veränderungen an der Haut der Füße

Wichtig

> Bei Fußpilzinfektionen muß strikt auf die Reflexzonen-
> therapie an den befallenen Stellen verzichtet werden,
> damit die Infektion nicht verschleppt wird. Erst nach
> erfolgreicher fachlicher Behandlung der Pilzinfektion
> darf wieder an den Reflexzonen gearbeitet werden.

Schließlich achtet man beim Sichtbefund noch auf das Schuhwerk, das üblicherweise getragen wird. Wenn die Schuhe zu eng oder zu weit sind, zu hohe Absätze oder zu dicke Sohlen aufweisen, kann dies zu Reizungen von Fußreflexzonen führen, selbst wenn noch kein entsprechender Sicht- und Tastbefund möglich ist. Solche falschen Schuhe müssen unbedingt ausgewechselt werden. Der Erfolg einer Fußreflexzonentherapie kann unter anderem auch vom geeigneten Schuhwerk abhängen.

Beachten Sie

> Der erste Tast- und Sichtbefund muß sehr sorgfältig
> durchgeführt werden. Nur dann gewinnt man einen
> zuverlässigen Eindruck vom allgemeinen Gesundheits-
> zustand und möglichen Störungen bestimmter Organe
> und Körperteile. Darauf wird die gezielte Therapie auf-
> gebaut.

Akute Reaktionen bei der Behandlung

Die Reflexzonentherapie am Fuß wirkt vor allem durch die Reaktionen des Körpers auf die Anwendung. Hauptsächlich werden dadurch die Energieverhältnisse im Organismus wieder harmonisiert. Danach ist er oft in der Lage, die Krankheitsursachen aus eigener Kraft zu überwinden. Dies kann mit einer vorübergehenden Verschlimmerung der Symptome einhergehen. Sie ist zwar unangenehm, darf aber nicht medikamentös behandelt werden.

Eine Erstverschlimmerung, die auch bei anderen Naturheilverfahren beobachtet wird, zeigt immer an, daß die
Selbstheilungsregulationen des Körpers wieder in Gang
kommen. Unterdrückt man sie, behindert man auch die
Heilwirkung.

Allgemein gilt

Als häufigste akute Reaktion während der Behandlung der
Reflexzonen treten Mißempfindungen und Schmerzen auf.
An gesunden Zonen nimmt man die Abtastung nur als
Druckgefühl wahr. Besteht eine Störung in einer Reflexzone durch Erkrankung des zugehörigen Organs oder Kör-
perteils, wird der Druck des Daumens als unangenehme
Mißempfindung oder Schmerz empfunden. Diese abnorme Reaktion nimmt man häufig als dumpf, schneidend
oder stechend wahr.

Bei der Selbstbehandlung darf man keinesfalls versuchen,
durch zu schwache Massage der Reflexzonen die Schmerzreaktionen zu vermeiden. Sonst gelangt man zu keinem
aussagefähigen Befund und erzielt später bei der Therapie
keine ausreichende Wirkung.

Die Abtastung und Massage der Reflexzonen darf aber
auch nicht zu stark erfolgen, die Schmerzreaktion muß
erträglich bleiben. Zu heftige Schmerzen während der
Untersuchung und Therapie deuten meist auf eine „Über-
dosierung" hin und müssen durch individuell besser
angepaßte Griffstärke verhindert werden.

Die Massage
der Reflexzonen
darf weder zu
schwach noch
zu stark erfol-
gen.

Manchmal kommt es aber trotz richtig dosierter Stärke als
Reaktion zum akuten starken Schmerz in einer Reflexzone.
Er kann die möglichen Schmerzen in anderen Zonen über-
decken und die weitere Diagnose verfälschen. Deshalb läßt
man in solchen Fällen den heftigen Schmerz zunächst
abklingen, ehe mit der Untersuchung fortgefahren wird.
Bei so intensiven Schmerzreaktionen kann eine individu-

elle Überempfindlichkeit oder eine besonders starke Reizung der Reflexzone durch eine Erkrankung bestehen. Dies sollte bald durch fachliche Untersuchung geklärt werden.

Außer Schmerzen kann die Reflexzonenmassage am Fuß noch einige andere akute Reaktionen auslösen. Sie geben ebenfalls Hinweise auf mögliche Krankheiten oder zeigen die Wirkungen der Therapie an. Hauptsächlich gehören dazu noch:

- Unterschiedlich starker Schweißausbruch an Händen, Füßen, anderen Körpergebieten oder am ganzen Körper, der oft als normale Reaktion zu bewerten ist; damit werden vermehrt Schlacken und Giftstoffe ausgeschieden. Der Schweißausbruch in bestimmten Hautzonen zeigt oft an, daß die entsprechenden inneren Organe durch die Therapie reflektorisch beeinflußt werden.
- Allgemeines Kältegefühl, das unabhängig von der Umgebungstemperatur auftritt. Meist beginnt es in den Gliedern und kann sich in den Rumpf ausbreiten. Häufig deutet dies auf zu starke Reflexzonenmassage hin, die zur Überreaktion der Blutgefäße mit Mangeldurchblutung der Haut führt. In solchen Fällen unterbricht man die Anwendung, bis sich die Durchblutung wieder normalisiert hat, und setzt die Therapie dann mit einer individuell angemessenen Technik fort.

Bei allen stärkeren oder häufigeren Reaktionen auf die Massage sollten die Ursachen durch eine fachliche Untersuchung geklärt werden.

Ernstere Reaktionen des Körpers beobachtet man bei der Reflexzonentherapie am Fuß selten. Bei manchen Menschen treten zum Beispiel Muskelverkrampfungen in bestimmten Körperregionen oder am ganzen Körper, ein Gefühl des „inneren Zitterns", Zähneklappern oder Kreislaufregulationsstörungen bis hin zur Ohnmacht auf. Wenn solche Folgen vorkommen, muß man die Reflexzonentherapie sofort abbrechen. Bis zur völligen Erholung legt man sich ruhig und entspannt nieder, atmet tief und gelassen durch und führt möglichst an beiden Füßen eine sanfte Streichmassage durch.

Reaktionen zwischen den Anwendungen

Die Behandlung der Fußreflexzonen bewirkt Reaktionen, die nach dem Ende der Sitzungen nicht unterbrochen werden. Deshalb treten auch zwischen den einzelnen Anwendungen verschiedene Symptome auf. Sie dürfen nicht als Nebenwirkungen mißverstanden werden, sondern zeigen an, daß die körpereigenen Abwehr- und Selbstheilungsregulationen weiterhin aktiviert bleiben.

Bei fachlicher Reflexzonenbehandlung muß der Therapeut vor jeder Sitzung über die möglichen Reaktionen in der Zwischenzeit informiert werden. Er kann daraus Rückschlüsse auf die Wirkungen ziehen und die neue Anwendung darauf abstimmen.

Bei der selbständigen Reflexzonentherapie muß man die Reaktionen selbst beachten. Wenn sie zu stark auftraten, wird die Therapie künftig sanfter durchgeführt. Bei völlig ausbleibender Reaktion kann eine etwas intensivere Behandlung der Reflexzonen angezeigt sein. Bei unklaren Reaktionen sollte vor der nächsten Selbstbehandlung der Therapeut befragt werden, ob und welche Veränderungen bei der Durchführung notwendig sind.

Zu den typischen und häufigsten Reaktionen zwischen zwei Sitzungen gehören Veränderungen des Urins und Stuhls. Die Fußreflexzonentherapie regt ja unter anderem die Ausscheidung von Giftstoffen und Schlacken kräftig an. Dies führt zu erwünschten Reaktionen, die man vor allem an häufigeren, übel riechenden, schleimigen und verfärbten Stühlen und getrübtem, unangenehm riechendem Urin erkennt.

Die vermehrte Ausscheidung von Schlacken und Giftstoffen erfolgt nicht nur über Darm und Nieren, sondern auch über die Haut sowie über die Schleimhäute von Nase, Rachen, Bronchien und Scheide. Dies macht sich vor allem durch folgende Symptome bemerkbar:

- Hautausschläge, kleine Eiterbläschen oder größere Furunkel, die grundsätzlich als Folge der erwünschten

Die gründliche Entgiftung und Entschlackung trägt wesentlich zur Gesundheitsvorsorge und Heilung von Krankheiten bei.

Gift- und Schlackenausscheidung über die Haut zu verstehen sind. Zur Therapie eignen sich nur Naturheilmittel, zum Beispiel fachlich verordnete Homöopathie, die solche Hautreaktionen lindern, aber nicht unterdrücken.

Sobald der Körper ausreichend entschlackt und entgiftet ist, läßt die Neigung zu Hautreaktionen nach. Die Haut wirkt bald straffer, frischer und besser durchblutet. Somit erzielt man durch die Reflexzonentherapie am Fuß auch eine indirekte kosmetische Wirkung.

- Über die vermehrte Absonderung von Schweiß über die Schweißdrüsen der Haut werden ebenfalls viele Gift- und Schlackenstoffe ausgeschieden. Dadurch kann der Schweiß vorübergehend übel riechen.
- Die gesteigerte Schleimabsonderung aus Nase, Rachen und Bronchien dient gleichfalls der Ausscheidung von Schlacken und Giftstoffen.

Die abgesonderten Körpersekrete können zwar vorübergehend unangenehm riechen, die Ausscheidung dieser Giftstoffe darf aber keinesfalls durch chemische Mittel gehemmt werden.

Manchmal aktiviert die Reflexzonentherapie chronische Erkrankungen im Nasen-Rachen-Raum bzw. an den Bronchien. Diese Reaktion ist ebenfalls erwünscht, weil sie die Ausheilung der chronischen Krankheit begünstigt. Dazu müssen zusätzlich Naturheilmittel verordnet werden.

- Ausfluß aus der Scheide kann bei Frauen nach der Reflexzonentherapie auch zur Schlacken- und Giftstoffausscheidung auftreten. Nicht selten enthält er die ausgeschiedenen Stoffe so hoch konzentriert, daß Brennen in der Scheide entsteht. Dagegen kann der Therapeut bei Bedarf ein natürliches Heilmittel verordnen.

Die Reflexzonentherapie am Fuß regt die körpereigenen Abwehr- und Selbstheilungskräfte so gut an, daß nicht selten chronische Krankheitsherde, die vorher keine nennenswerten Symptome erzeugten, wieder akut aufflammen. Solche Herde können vor allem an Zahnwurzeln und Mandeln bestehen, im weiteren Sinn gehören dazu auch chronisch-entzündliche Gelenkerkrankungen. Durch den Übergang ins akute Stadium verschlimmern sich die Beschwerden vorübergehend. Erst wenn die Krankheit wieder aktiviert wird, kann sie völlig ausheilen. Dazu genügt die Fußreflexzonentherapie allein oft nicht, meist wird der Therapeut zusätzliche Naturheilverfahren verordnen.

Chronische Krankheitsherde können neu aufflammen und schließlich ausheilen.

Schließlich kann die Reflexzonenmassage auch seelisch-geistige Reaktionen auslösen. Ihre Wirkungen teilen sich vermutlich über das vegetative Nervensystem und außerdem durch die Harmonisierung der Energieverhältnisse indirekt dem Seelenleben mit. Als Folge können zum Beispiel verdrängte psychische Konflikte und Spannungen durch Weinen, Aggressionen, Zorn, Wut oder im Gespräch abreagiert werden. Manchmal treten auch für einige Zeit depressive Verstimmungen oder Angstzustände auf. Die seelischen Reaktionen tragen überdies dazu bei, seelisch verursachte körperliche Symptome zu heilen.

Häufig fühlt man sich danach gelassener und entspannter und schläft besser. Das körperliche und geistige Leistungsvermögen bessert sich bei regelmäßiger Reflexzonenmassage deutlich. Seelisch bemerkt man oft eine Aufhellung der Stimmungslage mit mehr Antrieb, Optimismus und positivem Denken.

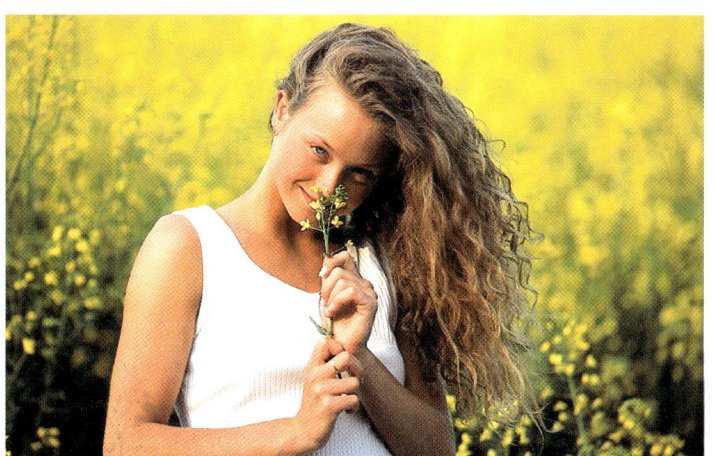

Die Fußreflexzonenmassage kann auch zu heilsamen seelisch-geistigen Reaktionen führen.

Formen der Therapie

Die Reflexzonenmassage am Fuß wird so gut wie möglich den individuellen Bedürfnissen angepaßt. Nur unter dieser Voraussetzung erzielt man eine optimale Wirkung. Grundsätzlich unterscheidet man die gezielte Therapie einzelner Reflexzonen, an denen abnorme Befunde festgestellt wurden, und die ganzheitlich wirksame Massage aller Fußreflexzonen, unabhängig von den Befunden in einzelnen Zonen. Zur Selbsthilfe eignet sich die Therapie an allen Reflexzonen häufig am besten, weil dadurch mit Sicherheit alle behandlungsbedürftigen Zonen erfaßt werden.

Behandlung einzelner Zonen

Die Massage an einzelnen Reflexzonen des Fußes ermöglicht die gezielte Beeinflussung der Organe und Körperteile, die mit diesen Zonen in reflektorischer Beziehung stehen. Die Wirkung beschränkt sich aber nicht darauf, auch im übrigen Körper erfolgt eine Harmonisierung der Energieverhältnisse.

Voraussetzung zur Therapie einzelner Zonen ist ein eindeutiger Tastbefund bei der Diagnose. Behandelt werden alle Fußreflexzonen, bei denen durch diagnostisches Abtasten eine Reaktion, wie Mißempfindung oder Schmerz, ausgelöst wurde.

Nur wenn der Befund an den Fußreflexzonen eindeutig ausfällt, empfiehlt sich die Behandlung der einzelnen Zonen. Man kann sich dabei auf eine einzige Zone mit auffälligen Reaktionen konzentrieren, aber auch mehrere Zonen beeinflussen, die alle mit dem Organsystem in reflektorischer Beziehung stehen, oder die benachbarten Zonen mitbehandeln, um eine gute Wirkung zu erzielen.

Die Therapie an den einzelnen Zonen kann durch den Grundgriff erfolgen. Er eignet sich hauptsächlich bei leichten Gesundheitsstörungen mit mäßigen Beschwerden, die keine fachliche Behandlung erfordern.

Die Massage einzelner Reflexzonen empfiehlt sich vor allem bei einem eindeutigen Befund.

Auch bei chronischen Krankheiten, deren Symptome oft deutlich abgeschwächt auftreten, kommt die Behandlung der entsprechenden einzelnen Reflexzonen mit dem Grundgriff in Frage. Da chronische Erkrankungen aber immer nach fachlicher Anweisung behandelt werden müssen, entscheidet letztlich der Therapeut, ob und auf welche Weise die Zonen beeinflußt werden sollen.

Meist empfiehlt es sich in solchen Fällen, die Anwendung nicht auf die einzelnen Zonen zu beschränken, sondern darüber hinaus durch regelmäßige Massage aller Fußreflexzonen die Energieverhältnisse im ganzen Körper zu normalisieren. Erst dadurch werden die notwendigen Selbstheilungsregulationen ausreichend aktiviert und können die chronische Erkrankung zunächst ins akute Stadium überführen und dann vollends ausheilen.

Wenn stärkere akute Symptome bestehen, wendet man an den entsprechenden Reflexzonen oft besser den Sedierungsgriff an. Er sorgt dafür, daß die Beschwerden bald deutlich gelindert werden. Anschließend setzt man die Therapie bis zur völligen Heilung mit dem Grundgriff fort, sofern der Krankheitsverlauf keine fachliche Hilfe erforderlich macht.

Bei stärkeren akuten Symptomen wendet man besser den Sedierungsgriff an.

Ganzheitstherapie aller Fußreflexzonen

Während die Behandlung an einzelnen Reflexzonen gezielt erkrankte Organe und Körperteile beeinflußt, eignet sich die Anwendung der Massage an allen Fußreflexzonen vor allem zur Gesundheitsvorsorge. Außerdem ergänzt sie die Therapie an einzelnen Reflexzonen, um deren Wirkung bei Krankheiten zu verbessern.

Zur Selbsthilfe führt man die ganzheitliche Fußreflexzonentherapie am besten täglich einmal durch. Eine zeitliche Begrenzung gibt es nicht, diese vorbeugende Behandlung kann lebenslang beibehalten werden. Auch schon bei einer 2- bis 3maligen wöchentlichen Anwendung entfaltet sie eine dauerhafte Wirkung. Sie kann auch kurmäßig 2- bis 3mal im Jahr vorgenommen werden (s. Seite 65f.).

Die ganzheitliche Massage aller Fußreflexzonen wird systematisch von den Kopfzonen bis zu den Muskel-, Gelenk- und Wirbelsäulenzonen durchgeführt. Dabei hält man die nachstehende Reihenfolge ein:

- Zonen der Kopf-Hals-Organe;
- Herzzonen und Bezugszonen;
- Zonen der Atmungsorgane;
- Nieren-Harnwegszonen;
- Zonen der Verdauungsorgane;
- Drüsen- und Lymphzonen;
- Muskel-, Gelenk- und Wirbelsäulenzonen.

Die Behandlung der verschiedenen Zonen wurde in Kapitel 2 (s. Seite 21ff.) ausführlich erklärt.

Zusätzliche Behandlung durch Naturheilverfahren

Die Reflexzonentherapie am Fuß eignet sich durch ihre vielfältigen Wirkungen zur Vorbeugung und Grundbehandlung vieler Gesundheitsstörungen. Ein Allheilmittel kann und will die Therapie aber nicht sein. Immer wieder empfiehlt es sich, die Anwendungen durch andere Naturheilverfahren zu ergänzen.

Als wichtigste zusätzliche Maßnahme sollte man allerdings dauerhaft die Ernährungs- und Lebensweise reformieren. Dazu sind vor allem die folgenden Maßnahmen erforderlich:

- Umstellung der üblichen falschen Zivilisationskost auf gesunde Vollwertkost.

Durch Ganzheitstherapie wird das Zusammenwirken der einzelnen Organsysteme aufeinander abgestimmt. Dies schafft die Voraussetzungen, die allgemeine Gesundheit wesentlich zu stärken.

- Weitgehender Verzicht auf Genußmittel. Sie müssen zwar nicht völlig gemieden werden, aber man sollte sie nur gelegentlich mit Genuß zuführen, dann stellen sie keine ernstere Gefährdung dar. Dies gilt vor allem für die verschiedenen Süßwaren, Kaffee, Schwarztee und leichte Alkoholika. Für Nikotin gibt es keine sicher unschädliche Dosis, darauf sollte strikt verzichtet werden.

- Regelmäßiges Bewegungsprogramm entsprechend der persönlichen Leistungsfähigkeit ist ein weiterer wichtiger Beitrag zur Gesundheitsvorsorge. Grundlage des Trainings bildet die tägliche Gymnastik, die 2mal 5–10 Minuten dauern sollte. Hinzu kommen die verschiedenen AusdauerSportarten, wie flottes Gehen, Joggen, Radfahren, Schwimmen, die 3- bis 4mal wöchentlich etwa 30 Minuten lang trainiert werden.

- Tägliches Entspannungs- oder Meditationstraining zur Harmonisierung des vegetativen Nervensystems und Seelenlebens, Abbau von unproduktivem Streß und sinnvolle Gestaltung der Freizeit bilden weitere Grundbedingungen für die Erhaltung der Gesundheit.

Führt man die Reflexzonenmassage am Fuß zur Behandlung von Erkrankungen durch, muß individuell beurteilt werden, ob und welche anderen Heilverfahren zusätzlich angezeigt sind.

Besonders gut wirkt häufig die Kombination der Fußreflexzonenmassage mit Pflanzenheilkunde, Homöopathie, Diät, Kneippschen Wasseranwendungen, Akupunktur, Chirotherapie oder Neuraltherapie. Aber auch alle anderen Naturheilverfahren kommen je nach Einzelfall in Frage. Über die Wahl der richtigen unterstützenden Therapie sollte man sich mit einem Fachmann beraten.

Um die Wirkung der Fußreflexzonenmassage zu unterstützen, bieten sich verschiedene Naturheilverfahren an.

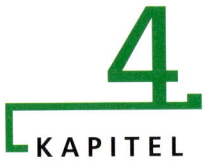

KAPITEL 4.

Selbstbehandlung der Fußreflexzonen

Möglichkeiten und Grenzen der Selbsthilfe

Im Vordergrund der Selbsthilfe steht die regelmäßige **Gesundheitsvorsorge**, die nahezu allen Erkrankungen vorbeugen kann. Bei akuten Krankheiten lindert die Reflexzonenmassage am Fuß die Symptome, bis fachliche Hilfe möglich ist. Leichtere Störungen der Gesundheit lassen sich oft allein durch Reflexzonentherapie heilen, weil die körpereigenen Abwehr- und Selbstheilungsregulationen wieder aktiviert werden.

Bei ernsteren Erkrankungen kommt die Reflexzonenbehandlung als Basistherapie in Frage, die dafür sorgt, daß andere Heilverfahren besser wirksam werden.

Diese vielfältigen Wirkungen bergen aber auch einige Gefahren. Es kommt immer wieder einmal vor, daß die Reflexzonentherapie zwar rasch die Symptome lindert, die Krankheitsursachen aber nicht ausreichend beeinflußt. Dann kann der Eindruck entstehen, eine Erkrankung sei bereits auf dem Weg der Besserung, obwohl sie weiter fortschreitet. Unter Umständen wird deshalb die wirksame Therapie zu lange verzögert. Durch die folgenden Vorsichtsmaßnahmen lassen sich Gefährdungen bei der selbständigen Behandlung weitgehend ausschließen:

Vorsichtsmaßnahmen bei der Selbstbehandlung

■ Selbsthilfe setzt immer voraus, daß Sie die Therapiemethode verstehen und korrekt anwenden können. Ausführliche Information über die Methode ist also vor der ersten Anwendung unerläßlich. Im Zweifel befragt man vorher den Therapeuten, ob eine Behandlung selbst durchgeführt werden darf; oft wird er die korrekte Durchführung demonstrieren.

- Nur offensichtlich leichtere Gesundheitsstörungen, die selbst eindeutig diagnostiziert werden können, dürfen in eigener Verantwortung behandelt werden. Wenn sich die Symptome durch Selbsthilfe nicht bald deutlich bessern und nach wenigen Tagen vollständige Heilung erzielt wird, muß der Therapeut zugezogen werden.
- Alle unklaren, von Anfang an ernster verlaufenden, häufig wiederkehrenden oder chronischen Erkrankungen müssen so rasch wie möglich fachlich untersucht und nach Verordnung gezielt behandelt werden.
- Wenn die selbständige Soforthilfe rasch zur Besserung führt, bedeutet das noch keine Heilung. Die Behandlung darf nicht gleich abgebrochen werden, man setzt sie konsequent bis zur völligen Ausheilung fort.
- Alle unklaren Reaktionen, die während der Selbstbehandlung auftreten und nicht zweifelsfrei selbst geklärt werden können, erfordern fachliche Beratung.

Tip

Damit die Selbsthilfe kein Risiko birgt, ist es im Zweifelsfall immer besser, einmal unnötig den Therapeuten aufzusuchen als selbst weiterzutherapieren.

Vorsichtsmaßnahmen und Gegenanzeigen

Als wichtigste Kontraindikationen der Fußreflexzonenmassage sind bei der Selbstbehandlung zu beachten:

Kontraindikationen der Fußreflexzonenmassage bei der Selbstbehandlung

- **Fieberhafte Infektionskrankheiten**, die den Organismus erheblich belasten; er ist dann oft nicht mehr in der Lage, in der erwünschten Weise auf die Reflexzonentherapie zu reagieren oder wird dadurch überfordert.

Allerdings gilt dies nicht generell bei jeder Infektion, sondern hängt vom individuellen Befinden ab. Wenn eine leichte Erkältung mit erhöhter Körpertemperatur besteht, darf man grundsätzlich doch an den Fußreflexzonen behandeln, um die Abwehr- und Selbstheilungsfunktionen zu aktivieren und die Symptome zu lindern. Verzichtet werden muß in solchen Fällen nur dann auf die Anwendung, wenn abnorme Reaktionen auftreten.

■ **Akute Venenentzündungen** am Bein verbieten die Fußreflexzonentherapie generell. Zwar droht dabei keine unmittelbare Gefahr durch die Manipulationen am Fuß, aber indirekt durch die vermehrte Durchblutung der entzündeten Venen. Unter Umständen könnte es als Komplikation zur Thrombose oder Embolie kommen.

Bei Venenentzündungen kann die Massage zu Thrombosen oder Embolien führen.

■ **Entzündungen von Lymphdrüsen und -knoten** sind im akuten Stadium absolute Gegenanzeigen der Fußreflexzonentherapie. Durch die Behandlung wird reflektorisch der Lymphfluß im gesamten Körper angeregt. Grundsätzlich ist diese Wirkung zwar erwünscht, aber bei akuten Entzündungen des Lymphsystems könnte die Erkrankung im Körper verschleppt werden.

■ **Arterienverkalkung am Fuß und Bein** kann im frühen Stadium gut auf die Fußzonenmassage ansprechen, insbesondere mit verbesserter Durchblutung. Wenn der Therapeut zustimmt, läßt sich durch regelmäßige Anwendung die weitere Verengung, Verhärtung und Mangeldurchblutung der Arterien oft noch aufhalten, vielleicht sogar eine spürbare Besserung erzielen.

Bei Arterienverkalkung empfiehlt sich die Fußreflexzonenmassage nur im Frühstadium.

Sobald die Arteriosklerose weiter fortgeschritten ist, können die kranken Gefäße im allgemeinen nicht mehr ausreichend auf den Reiz der Reflexzonenmassage reagieren.

■ **Sudecksche Krankheit** nennt man abnorme Veränderungen der Knochen und Gewebe, die an einem Fuß auftreten können. Die Ursachen dieser Erkrankung sind noch nicht restlos geklärt; neben Fehlfunktionen der Nerven spielen vor allem noch Entzündungen, Verletzungen und hormonelle Einflüsse eine Rolle.

Im 1. Stadium kommt es zur Schwellung und Rötung der Haut im erkrankten Gebiet mit Hitzegefühl und Schmerzen bei Bewegungen. Im nächsten Stadium verfärbt sich der Fuß bläulich und wird kalt, die Haut wirkt glänzend und schwindet allmählich, außerdem setzt Muskelschwund ein und die Beweglichkeit wird eingeschränkt. Das 3. Stadium führt zum fortschreitenden Gewebeschwund, Knochenentkalkung und Gelenkversteifung.

Beim Verdacht auf Sudecksche Krankheit ist die Reflexzonenmassage am Fuß strikt verboten, um weitere Schäden zu vermeiden. Zur Behandlung muß der Therapeut aufgesucht werden, Selbsthilfe ist bei dieser Erkrankung nicht möglich.

■ **Fußpilzinfektionen** gehören zu den häufigsten Kontraindikationen der Reflexzonenmassage am Fuß. Zwar muß nicht unbedingt darauf verzichtet werden, aber es sind bestimmte Vorsichtsmaßnahmen zu beachten, um eine Ausbreitung der Infektion zu verhüten. Dies entscheidet je nach Einzelfall der Therapeut.

Bei Fußpilz entscheidet der Therapeut über die Anwendung der Fußreflexzonenmassage.

Die Pilzinfektionen am Fuß können auch zur Reflexzonendiagnostik wichtig sein. Oft treten sie an Zonen auf, in denen bereits eine Störung besteht. Umgekehrt ist es auch möglich, daß die Pilzinfektion an den Fußzonen reflektorisch zu Störungen der entsprechenden Organe und Körperteile führt. Die Untersuchung pilzbefallener Reflexzonen ist aber problematisch und bleibt dem Therapeuten vorbehalten.

■ **Schwangerschaften** gelten grundsätzlich nicht als Gegenanzeigen der Fußreflexzonenmassage. Es ist sogar möglich, die Therapie an den Reflexzonen einzusetzen, um mögliche Beschwerden während der Schwangerschaft ohne Risiko für Mutter und Kind zu lindern. Eine Ausnahme gilt lediglich bei bestimmten Schwangerschaftsrisiken, vor allem drohende Früh- und Fehlgeburt oder Fehlgeburten in der Vergangenheit. In solchen Fällen darf die Reflexzonenmassage am Fuß nie selbständig durchge-

Schwangerschaften stellen keine Kontraindikation für die Fußreflexzonen-Behandlung dar (Ausnahme: drohende Früh- oder Fehlgeburt).

führt werden, der Therapeut kann sie im Einzelfall aber verordnen.

Wenn diese wenigen möglichen und absoluten Gegenanzeigen strikt beachtet werden, schließt man Risiken bei der selbständigen Fußreflexzonenmassage weitgehend aus. Im Zweifel muß der erfahrene Therapeut sorgfältig die möglichen Risiken gegen den Nutzen abwägen und dann entscheiden, ob trotz Gegenanzeigen eine Reflexzonenmassage durchgeführt werden darf.

Fußreflexzonentherapie zur Vorsorge

Gesundheitsvorsorge ist heute für viele Menschen zu einem wichtigen Anliegen geworden. Doch ohne ausreichende Anleitung bleibt es leider oft beim guten Vorsatz. Daher werden im folgenden einige Grundsätze beschrieben. In erster Linie muß die Gesundheitsvorsorge die folgenden Aufgaben erfüllen:

- Stärkung der körpereigenen Abwehr- und Selbstheilungskräfte, damit Krankheiten vermieden oder rasch und komplikationslos geheilt werden können.
- Ausschaltung aller vermeidbaren Risikofaktoren für die Gesundheit.

Die Reflexzonentherapie bietet eine Möglichkeit zur regelmäßigen selbständigen Vorsorge. Allerdings muß sie durch andere Maßnahmen ergänzt werden, vor allem gesundheitsbewußtere Lebens und Ernährungweise, die unnötige Risiken ausschließt. Nur unter dieser Voraussetzung kann eine optimale Wirkung erzielt werden.

Die vorbeugende Fußreflexzonenmassage erfolgt grundsätzlich immer an allen Reflexzonen, damit der gesamte Organismus und indirekt auch das Seelenleben günstig beeinflußt werden. Die Technik dazu wurde in Kapitel 2 (s. Seite 21ff.) beschrieben. Sie wirkt praktisch universal, denn dabei werden alle zur Erhaltung und Verbesserung der Gesundheit wichtigen Funktionen verbessert.

Die Fußreflexzonentherapie bietet bei relativ geringem Aufwand eine optimale Gesundheitsvorsorge, die auch harmonisierend auf Seele und Geist wirkt.

Behandlung von Krankheiten

Die umfassende Wirkung der Reflexzonentherapie am Fuß auf wesentliche körperliche und psychische Funktionen empfiehlt sie bei zahlreichen Erkrankungen zur alleinigen oder ergänzenden Behandlung. Die Mehrzahl der Krankheiten darf aber nicht selbständig behandelt werden, sondern erfordert fachliche Hilfe. Nur nach Zustimmung des Therapeuten kann die Fußreflexzonenmassage auch dann angewendet werden, um die anderen Heilverfahren zu unterstützen.

Welche Zonen in solchen Fällen zu beeinflussen sind, ergibt sich aus der fachlichen Verordnung. Wir werden bei den einzelnen Krankheiten die im allgemeinen geeigneten Reflexzonen zur ergänzenden Therapie zwar angeben, aber diese sind individuell nicht immer richtig.

Allgemein gilt

Die Selbsthilfe beschränkt sich auf leichtere Gesundheitsstörungen, die üblicherweise selbständig durch Arzneimittel behandelt werden. Hier kann Massage die Medikamente überflüssig machen oder ergänzen. Ferner eignet sie sich zur Soforthilfe bei akuten Beschwerden.

Die Anwendung erfolgt häufig mit dem Grundgriff. Wenn stärkere akute Beschwerden bestehen, wird über den diagnostisch auffälligen Zonen zunächst der Sedierungsgriff angewendet; nach Besserung geht man zum Grundgriff über. Die Therapie erfolgt über den folgenden beiden Reflexzonenarten:

■ **Symptomzonen**, über die das erkrankte Organsystem unmittelbar reflektorisch beeinflußt werden kann (bei Magenbeschwerden zum Beispiel die Reflexzonen des Magens). An diesen Zonen treten bei der ersten diagnostischen Abtastung in der Regel die stärksten Reaktionen auf. Behandelt wird hier entweder durch den Grundgriff oder mit dem Sedierungsgriff – je nach der Stärke der Symptome und den Reaktionen auf die Therapie.

■ **Kausalzonen,** über die man die Ursachen einer Krankheit beeinflussen kann. In diesen Zonen können beim ersten Tastbefund ebenfalls Reaktionen festgestellt werden, die aber meist nicht so stark wie in den Symptomzonen auftreten. Zum Teil machen sich die Reaktionen in den Kausalzonen aber erst im Verlauf der Reflexzonenbehandlung bemerkbar; dann müssen sie in die vorherige Therapie einbezogen werden. Hauptsächlich wendet man den Grundgriff an, bei starken Reaktionen kann auch hier vorübergehend der Sedierungsgriff angebracht sein.

Beachten Sie

> Auch wenn der Tastbefund die Symptom- und Kausalzonen genau ermittelt, empfiehlt sich zur Selbsthilfe oft die Ganzheitstherapie an allen Fußreflexzonen. Dabei wird gewährleistet, daß tatsächlich alle notwendigen Zonen beeinflußt werden. Außerdem trägt die ganzheitliche Wirkung zur Heilung bei.

Im allgemeinen führt man die Reflexzonenmassage zur Behandlung von Krankheiten täglich 2- bis 4mal durch. Dies hängt von der Schwere der Symptomatik und den Reaktionen auf die Anwendung ab. Grundsätzlich gilt, daß bei stärkeren Beschwerden häufiger und intensiver, nach Besserung seltener und milder behandelt werden soll.

Die Gesamtdauer der Therapie richtet sich nach dem Krankheitsverlauf. Wenn der Tastbefund zu keinen Reaktionen in den Zonen mehr führt und die Beschwerden vollständig verschwunden sind, kann die Behandlung im allgemeinen eingestellt werden. Tritt nach 2–3 Tagen Reflexzonenbehandlung noch keine spürbare Besserung ein, genügt die Massage an den Fußzonen allein vielleicht nicht, oder es liegt eine ernstere Krankheit vor. Dies muß rasch durch fachliche Untersuchung abgeklärt werden.

Herz-Kreislauf-Beschwerden

Störungen der Herz-Kreislauf-Funktionen stehen in den westlichen Industrienationen an erster Stelle der Todesursachen. Als typische Zivilisationskrankheiten erklären sie sich mit aus den üblichen Verhaltensfehlern im Alltag, hauptsächlich falsche Ernährung, Mißbrauch von Genußmitteln, Bewegungsmangel, Übergewicht und negativer Streß. Außerdem spielen ungünstige Anlagen, andere Krankheiten und weitere, von der Lebensweise unabhängige Faktoren oft eine gewisse Rolle; solche Einflüsse können durch gesundheitsbewußtes Verhalten aber meist teilweise neutralisiert werden.

Die zivilisatorischen Grundursachen kann die Reflexzonentherapie am Fuß nicht beeinflussen. Dazu ist eine Reform aller falschen Ernährungs- und Lebensgewohnheiten erforderlich, die nach Absprache mit dem Therapeuten durchgeführt wird. Erst wenn auf diese Weise die Grundrisiken ausgeschaltet werden, verspricht die Reflexzonentherapie am Fuß optimalen Erfolg.

In der Regel ist es jedoch notwendig, neben der Reflexzonenmassage noch andere Heilverfahren anzuwenden, um die Krankheitsursachen umfassend zu behandeln. Insbesondere Pflanzenheilkunde, Homöopathie, Diät-, Bewegungs- und Wassertherapie sind in vielen Fällen angezeigt. Diese speziellen Maßnahmen werden individuell vom erfahrenen Naturmediziner verordnet. Er muß bei allen Herz-Kreislauf-Beschwerden zugezogen werden, selbst wenn nur mäßige Beschwerden auftreten.

> Die Selbsthilfe durch Reflexzonenmassage am Fuß eignet sich in erster Linie bei leichteren Blutdruck-, Kreislauf- und Durchblutungsstörungen sowie verschiedenen funktionellen Beschwerden am Herzen.

Niedriger Blutdruck

Der zu niedrige Blutdruck (Hypotonie) läßt sich nicht ganz genau definieren. Es kommt dabei nicht nur auf die objektiven Meßwerte an, sondern auch darauf, ob subjektive Symptome auftreten. Ein Blutdruck um 100/70 mmHg kann individuell durchaus angemessen sein, wenn man sich dabei wohl und leistungsfähig fühlt. Er gilt dann sogar als eine Art „Lebensversicherung", weil dieser geringere Druck Herz und Gefäße schont. Manchmal aber deutet niedriger Blutdruck auf eine behandlungsbedürftige Krankheit hin. Das kann nur im Einzelfall vom Therapeuten abgeklärt werden.

Ursachen

Die Neigung zur Hypotonie ist oft anlagebedingt und damit ohne Krankheitswert. Zum Teil steht niedriger Blutdruck mit seelisch-nervösen Regulationsstörungen, Erschöpfungszuständen und Mangelernährung in Beziehung. Krankhafte Ursachen sind oft Infektionskrankheiten, chronische Krankheitsherde, Stoffwechselstörungen, Blutarmut, Vergiftungen und Herzkrankheiten.

Symptome

Allgemeine Leistungsschwäche, abnorm rasche Ermüdbarkeit, Schwindel mit Neigung zu Ohnmacht und Kopfschmerzen sind die häufigsten unklaren Warnzeichen des niedrigen Blutdrucks. Typisch ist oft die Besserung der Beschwerden im Liegen aufgrund der besseren Blutverteilung und die Verschlimmerung beim Aufstehen. Die genaue Diagnose kann nur durch mehrere Blutdruckmessungen zu verschiedenen Tageszeiten gestellt werden.

**Reflexzonen-
therapie**

Hypotonie kann als Symptom einer allgemeinen Energiestörung verstanden werden. Deshalb hilft es oft am besten, wenn alle Reflexzonen am Fuß regelmäßig behandelt werden. Dadurch läßt sich auch anlagebedingter niedriger Blutdruck meist bessern und stabilisieren.

Zur gezielten zusätzlichen Therapie behandelt man die Symptomzonen von Kopf, Nacken, Herz und Zwerchfell sowie die Kausalzonen von Schultergürtel, Wirbelsäule, Nieren und Drüsen am Fuß. Bei akuten Beschwerden können sie durch den Sedierungsgriff beeinflußt werden, sonst mit dem Grundgriff.

Wenn als Ursachen chronische Krankheitsherde an Zähnen oder Mandeln bestehen, werden außerdem die entsprechenden Kopfzonen behandelt.

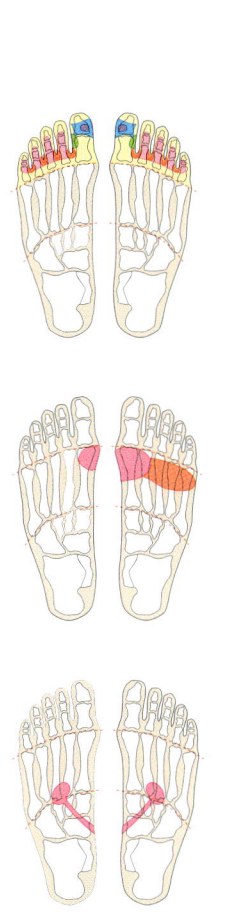
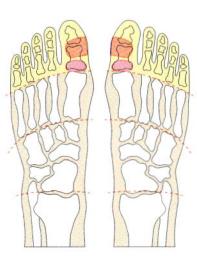
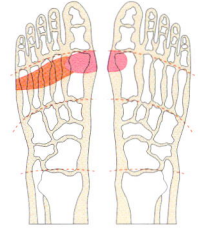

Kopf-Hals-Organe
s. Abb. Seite 22

Herzzonen und
Bezugszonen
s. Abb. Seite 23f.

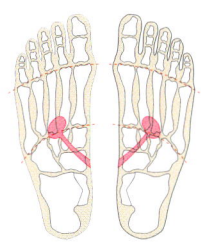
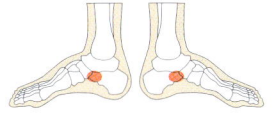

Nieren-Harnweg-
Zonen
s. Abb. Seite 27

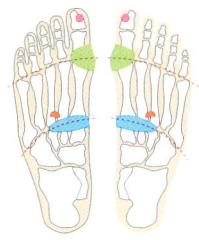
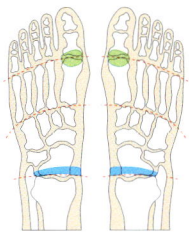
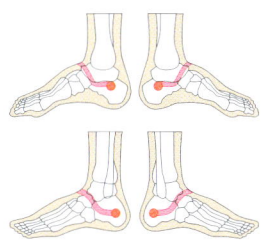

Drüsenzonen
s. Abb. Seite 30f.

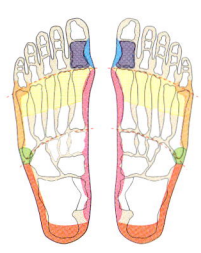
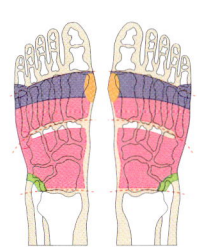
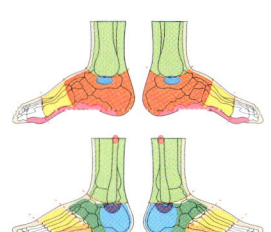

Muskel-, Gelenk-
und Wirbelsäulen-
zone
s. Abb. S. 35f.

Zusatztherapie

Ausreichend Gymnastik und Sport an der frischen Luft, Wassertreten, Wechselduschen und Bäder mit Rosmarinzusatz. Arzneimittel mit Rosmarin und Weißdorn können eingenommen werden, um den Blutdruck schonend zu erhöhen. Homöopathie eignet sich ebenfalls gut, muß aber individuell verordnet werden. Nur bei erheblichen Beschwerden sind vorübergehend blutdrucksteigernde chemische Medikamente angezeigt. Krankheiten als Ursachen der Hypotonie werden immer fachlich behandelt, ergänzt durch Reflexzonentherapie am Fuß.

Bluthochdruck

Auch hoher Blutdruck (Hypertonie) kann nicht allgemein verbindlich definiert werden. Grundsätzlich gelten bei Erwachsenen Werte von 120–140/80–90 mmHg als normal. Mit zunehmendem Alter, wenn die Arterien ihre Elastizität verlieren, können Werte von 150–160/90–95 mmHg toleriert werden, sofern keine anderen Risikofaktoren, wie erhöhte Blutfette, Übergewicht, Nikotinmißbrauch bestehen. Liegen solche zusätzlichen Risiken vor, kann bereits eine Hypertonie um 145/95 mmHg behandlungsbedürftig sein.

Beachten Sie

Im Gegensatz zum oft unbedenklichen niedrigen Blutdruck gilt die Hypertonie immer als Gesundheitsgefahr. Als Komplikationen drohen vor allem Herzinfarkt, Schlaganfall und vorzeitige Arteriosklerose. Dem muß durch frühzeitige, fachlich verordnete Therapie konsequent vorgebeugt werden.

Ursachen

Hypertonie entsteht hauptsächlich durch Arterienverkalkung, die umgekehrt aber auch erst durch Bluthochdruck verursacht oder verschlimmert werden kann. Weitere mögliche Ursachen sind Nierenleiden, hormonelle Störungen, chronische Infektionsherde, unverträgliche Zahnplomben, Schwermetallvergiftungen durch Umweltschadstoffe, Nikotinmißbrauch, negativer Streß und andere seelisch-nervöse Belastungen. Die lange als eine Hauptursache verdächtige übermäßige Kochsalzzufuhr spielt nach heutigem Wissen keine allzu große Rolle.

Nicht selten lassen sich die Ursachen der Hypertonie nicht eindeutig ermitteln (essentielle Hypertonie). Dann kann man zum Beispiel unerkannte psychische Faktoren oder eine ungünstige Veranlagung vermuten.

Symptome

Bluthochdruck verläuft schleichend mit unklaren mäßigen Beschwerden, die lange Zeit nicht beachtet werden. Als mögliche **Warnzeichen** treten zunächst Kopfschmerzen, Schwindel und oft Kurzatmigkeit auf, im weiteren Verlauf abnorm rasche Ermüdung, Leistungsschwäche, Gedächtnisstörungen, Ohrensausen und Herzschmerzen. Die genaue Diagnose erfordert mehrere Blutdruckmessungen zu unterschiedlichen Tageszeiten.

Reflexzonentherapie

Selbsthilfe durch Fußreflexzonenmassage ist vor allem bei seelisch-nervöser Hypertonie angezeigt. Bei krankhaften Ursachen kommt die Reflexzonenarbeit nur ergänzend nach fachlicher Verordnung in Frage.

Die häufig grundlegende Störung der Energieverhältnisse läßt sich am besten durch Massage aller Fußreflexzonen behandeln. Zusätzlich können bei Bedarf einzelne Zonen am Fuß besonders intensiv behandelt werden, vor allem die Symptomzonen von Kopf, Nacken und Herz sowie die Kausalzonen von Schultergürtel, Wirbelsäule, Nieren und Drüsen. Bei chronischen Krankheitsherden an Zähnen und Mandeln beeinflußt man zusätzlich die entsprechenden Kopfzonen an den Zehen.

Im allgemeinen genügt zur meist notwendigen Langzeittherapie der Grundgriff. Bei deutlich erhöhtem Blutdruck mit akuten stärkeren Beschwerden kann zur raschen Hilfe für einige Zeit der Sedierungsgriff angezeigt sein.

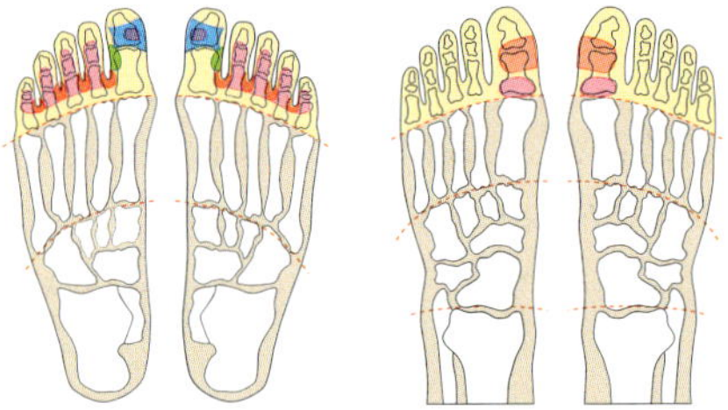

Kopf-Hals-Organe
s. Abb. Seite 22

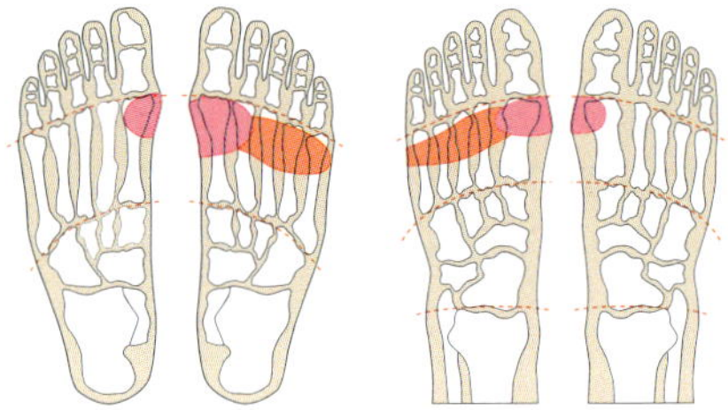

Herzzonen und
Bezugszonen
s. Abb. Seite 23f.

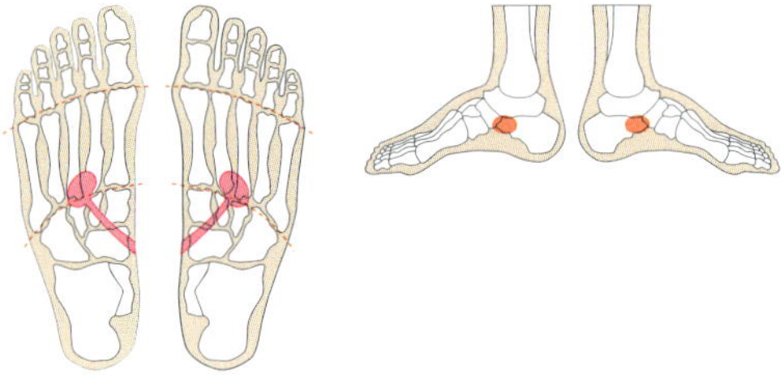

Nieren-Harnweg-
Zonen
s. Abb. Seite 27

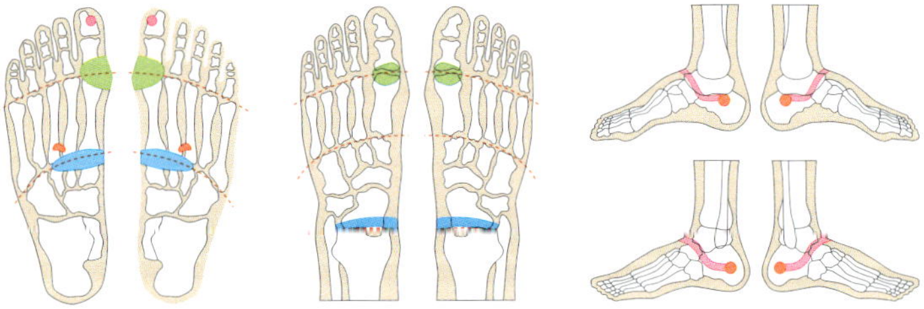

Drüsenzonen
s. Abb. Seite 30f.

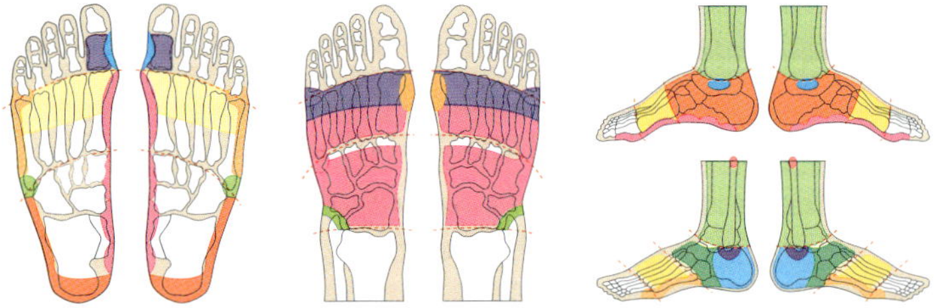

Muskel-, Gelenk-
und Wirbelsäulen-
zone
s. Abb. S. 35f.

Zur ergänzenden Grundbehandlung der Hypertonie empfiehlt sich eine rohkostreiche, möglichst vegetarische, bei
Bedarf auch salzarme Vollwertkost. Übergewicht sollte
schonend abgebaut werden. Außerdem gehören zur Basistherapie regelmäßige Entspannungs- oder Meditations-
übungen und ausreichend Gymnastik und Sport an der
frischen Luft.

Zusatztherapie

Medikamentös kann die einfache Hypertonie oft gut
durch pflanzliche Arzneimittel aus Knoblauch, Mistel und
Weißdorn beeinflußt werden. Homöopathie hilft auch bei
ernsterem Bluthochdruck, muß aber individuell verordnet
werden.

Beachten Sie

Chemische blutdrucksenkende Arzneimittel können bei
hohen Blutdruckwerten für einige Zeit erforderlich werden. Zur Langzeittherapie eignen sie sich wegen der vielen möglichen Nebenwirkungen grundsätzlich nicht.

Außerdem verordnet die Naturmedizin ergänzend Kneippsche Wasseranwendungen. Ferner können Aderlaß, Blutegel, Schröpfen, Eigenbluttherapie, Sanierung chronischer
Krankheitsherde, Entfernung unverträglicher Zahnplomben und Entgiftung bei Schwermetallbelastung notwendig
werden. Nierenleiden als Ursache des Hochdrucks erfordern eine gezielte Spezialtherapie.

Durchblutungs- und Kreislaufstörungen

Solche Störungen sind oft nur lästig, aber unbedenklich. Es
gibt allerdings auch ernste Durchblutungs- und Kreislaufstörungen, die zum Beispiel durch ausgeprägte Arterienverkalkung entstehen und fachliche Intensivtherapie
erfordern. Dies muß stets durch fachliche Untersuchung
geklärt werden, nach deren Ergebnis sich die Therapie richtet.

Ursachen

Einfache Durchblutungs- und Kreislaufstörungen entstehen häufig durch Fehlregulationen des vegetativen Nervensystems. Zu denken ist auch an Blutarmut, allgemeine Schwächezustände oder Erschöpfung.

Krankhafte Durchblutungsstörungen sind meist die Folge der Arterienverkalkung, die heute auch bei jüngeren Menschen bereits bestehen kann. Organische Kreislaufstörungen werden vor allem durch Herzschwäche und Schockzustände erzeugt und sind unter Umständen akut lebensbedrohlich.

Symptome

Typisch sind kalte, blasse oder bläulich verfärbte Gliedmaßen, zum Teil verbunden mit Mißempfindungen wie Kribbeln und Taubheitsgefühl. Ferner können Herzdruck und -schmerzen, Flimmern vor den Augen, pulsierendes Hämmern in den Schläfen und Neigung zu Ohnmacht auftreten. Bei vegetativen Fehlregulationen kommen oft weißliche oder rötliche Hautflecken vor, die spontan bei Aufregungen und ähnlichem Streß sichtbar werden.

Arteriosklerotische Durchblutungsstörungen rufen häufig Wadenschmerzen beim Gehen oder chronische Funktionsstörungen der mangeldurchbluteten Organe, vor allem Herz, Gehirn, Leber, Nieren, hervor, die allmählich schlimmer werden. Bei ernsten Kreislaufstörungen wird das Bewußtsein gestört oder geht verloren, das Herz rast und der Blutdruck fällt ab.

Reflexzonen-therapie

Durchblutung und Kreislauf betreffen den gesamten Organismus. Wenn in einem Teil des Systems eine Störung besteht, zieht sie oft auch entferntere Körperregionen in Mitleidenschaft. Deshalb ist es bei leichteren Störungen der Durchblutungs- und Kreislauffunktionen meist angebracht, alle Fußreflexzonen zu behandeln. Auf diese Weise harmonisiert man das gesamte Herz-Gefäß-System. Dazu wendet man den Grundgriff an. Wenn stärkere Beschwerden bestehen, kann die Ganzheitstherapie durch Massage einzelner Zonen ergänzt werden. Bei akuten Symptomen

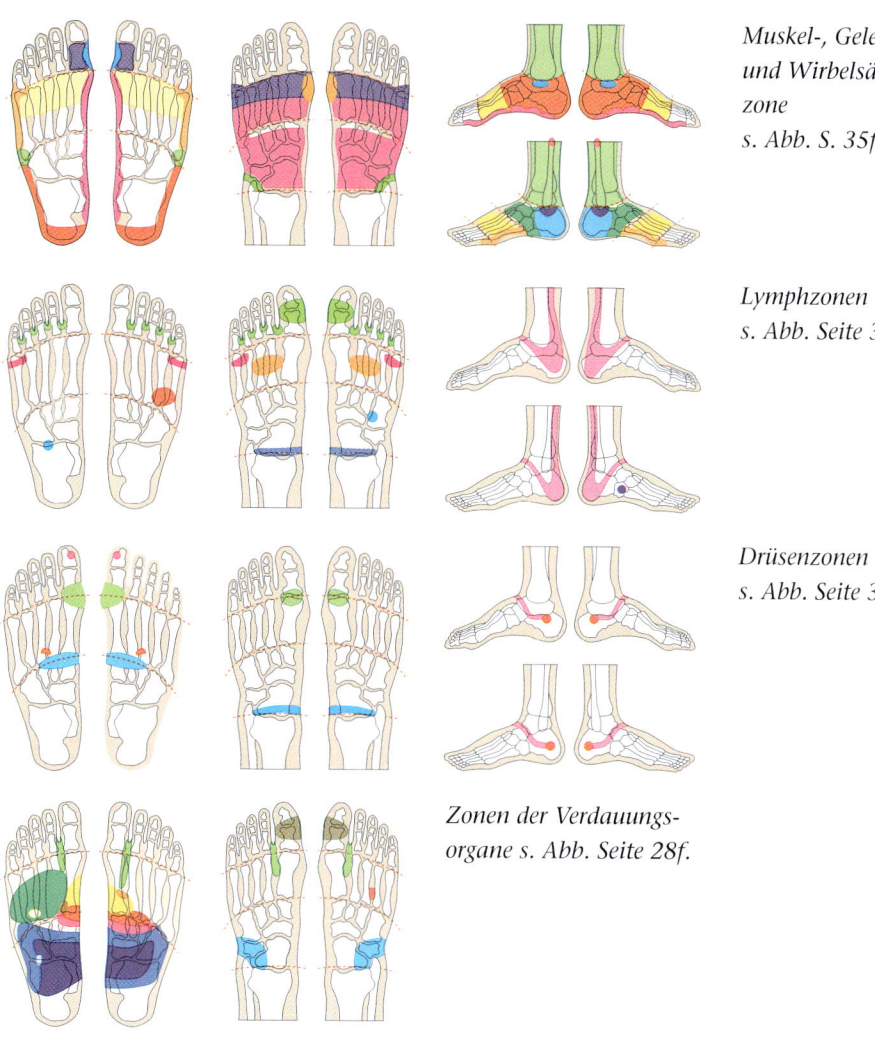

Muskel-, Gelenk-
und Wirbelsäulen-
zone
s. Abb. S. 35f.

Lymphzonen
s. Abb. Seite 32f.

Drüsenzonen
s. Abb. Seite 30f.

Zonen der Verdauungs-
organe *s. Abb. Seite 28f.*

empfiehlt sich der Sedierungsgriff an den Symptomzonen, vor allem die Zonen des Schultergürtels, der Wirbelsäule sowie die Lymphzonen. Dadurch können die akuten Beschwerden rasch gebessert werden. Die gezielte Langzeittherapie beeinflußt mit dem Grundgriff die Kausalzonen des Zwerchfells, der Drüsen, des Darms und Leber-Gallenblasen-Systems, damit sich die Durchblutungs- und Kreislaufverhältnisse dauerhaft bessern.

Wichtig

> Bei akut lebensbedrohlichen Kreislaufstörungen darf sich Soforthilfe nicht auf die Reflexzonenmassage beschränken. Bis zum Eintreffen des Notarztes müssen die üblichen Erste-Hilfe-Maßnahmen angewendet werden.

Zusatztherapie

Die erforderliche weitere Behandlung hängt ganz von der Ursache und Schwere der Durchblutungs- und Kreislaufstörung ab.

In einfachen Fällen empfehlen sich ausreichend Bewegung, Kneippsche Wasseranwendungen, pflanzliche Arzneimittel mit Mistel und Weißdorn, strikter Verzicht auf das Gefäßgift Nikotin und regelmäßige Entspannungsübungen zur Harmonisierung des vegetativen Nervensystems.

Alle weiteren Maßnahmen müssen individuell verordnet werden, zum Beispiel Homöopathie, Sauerstoff- und Ozontherapie oder chemische Arzneimittel mit durchblutungs- und kreislaufanregender Wirkung. Wenn Arterienverkalkung als Ursache der Durchblutungsstörungen besteht, ist auch eine spezielle Diät notwendig, am besten streng vegetarisch mit reichlich Rohkost und wenig Fett.

Krampfadern

Diese Veränderung der Beinvenen tritt in den westlichen Industrienationen häufig auf. Bei rund 10 % der Bevölkerung ist der Gefäßschaden so ausgeprägt, daß eine Therapie durchgeführt werden muß.

Beachten Sie

> Je früher eine Therapie beginnt, desto zuverlässiger können die Krampfadern beinflußt und Venenentzündungen, Thrombosen oder Embolien als Komplikationen verhütet werden.

Krampfadern liegt häufig, besonders bei Frauen, eine anlagebedingte Bindegewebsschwäche zugrunde. Sie begünstigt die Venenveränderungen, ausgelöst werden sie aber durch andere Faktoren.

Meist handelt es sich dabei um zivilisationsbedingte Einflüsse, vor allem Bewegungsmangel, häufiges, oft berufsbedingtes Stehen und Sitzen, Übergewicht und chronische Darmträgheit. Ferner kann eine Schwangerschaft die Durchblutung der Beinvenen derart stören, daß sich Krampfadern entwickeln.

Ursachen

Krampfadern beginnen unklar mit müden, schweren, vor allem gegen Abend auch geschwollenen Beinen. Wenn in diesem frühen Stadium nicht behandelt wird, führt die zunehmende Schwäche der Venenklappen zu stärkeren Blutstauungen. Dadurch werden die Venenwände übermäßig beansprucht und erweitern sich. Die Haut über den deutlich hervortretenden Venen verfärbt sich aufgrund des Sauerstoffmangels bläulich.

Im weiteren Verlauf wird die mangelversorgte Haut dünner und beginnt zu jucken, weil sich ein Stauungsekzem einstellt. Schließlich kann sie zum schwer heilbaren Geschwür, dem offenen Bein aufbrechen. Als Komplikationen drohen schon recht früh Entzündungen der Venen, Blutgerinnsel (Thrombosen) und, wenn sich ein Gerinnsel löst und im Körper ein Gefäß verlegt, schlimmstenfalls die zum Teil akut lebensgefährlichen Embolien.

Symptome

Im Frühstadium eignet sich die Fußreflexzonenmassage sehr gut, um die venöse Durchblutung zu verbessern und Komplikationen zu verhüten. Dazu behandelt man die Symptomzonen des Beckens und der Leber sowie die Kausalzonen von Herz, Zwerchfell, Wirbelsäule, Milz, Dünn- und Dickdarm mit dem Grundgriff. Wenn diese Therapie regelmäßig durchgeführt wird, läßt sich die weitere Entwicklung der Krampfadern aufhalten, zum Teil bilden sie sich sogar völlig zurück.

Reflexzonentherapie

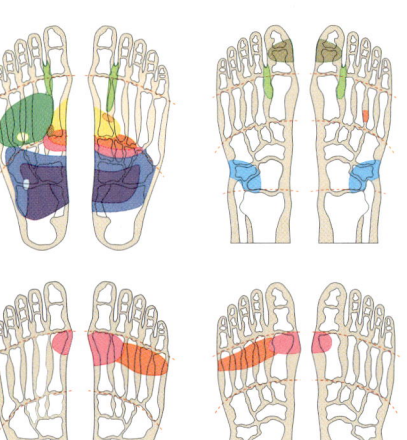

*Zonen der
Verdauungsorgane
s. Abb. Seite 28f.*

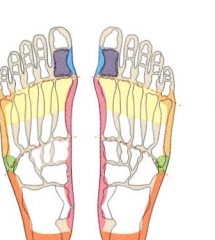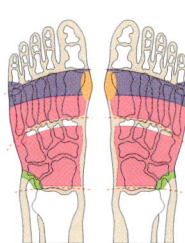

*Herzzonen und
Bezugszonen
s. Abb. Seite 23f.*

*Muskel-, Gelenk-
und Wirbelsäulen-
zone
s. Abb. S. 35f.*

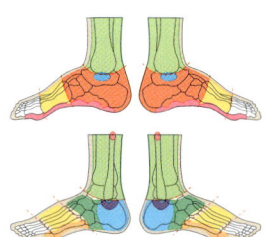

Bei fortgeschrittenen Krampfadern werden die oben genannten Zonen zunächst intensiver durch den Sedierungsgriff behandelt. Nach Besserung geht man zum
Grundgriff über, der zur Dauertherapie angezeigt ist.

Vorsicht

Beim Verdacht auf Venenentzündungen, Thrombosen
und Embolien ist die Reflexzonentherapie am Fuß
grundsätzlich nicht angezeigt.

Zusatztherapie

Die Reflexzonenmassage muß immer durch Maßnahmen
ergänzt werden, die sich gegen die zivilisationsbedingten
Ursachen richten. Im Vordergrund steht ausreichend Bewegung. Der Darmträgheit beugt man durch ballaststoff-

reiche Vollwertkost vor, Übergewicht muß durch eine Reduktionsdiät dauerhaft abgebaut werden.

Zur medikamentösen Behandlung eignen sich innerlich und äußerlich vor allem Arzneimittel mit Roßkastanie als Hauptwirkstoff, ferner individuell verordnete Homöopathie. Bei Bindegewebsschwäche kann längere Zeit der kieselsäurereiche Ackerschachtelhalmtee oder reine Kieselsäure verabreicht werden, die das Bindegewebe günstig beeinflussen. Außerdem sorgen Wassertreten, wechselwarme Fußbäder, Knie- und Schenkelgüsse für bessere Durchblutung und Straffung der Venenwände.

Kritisch beurteilt die Naturmedizin die gebräuchlichen Stützstrümpfe und -verbände. Sie fördern oft die weitere Erschlaffung der Venen und sollten deshalb nur in schweren Fällen vorübergehend angewendet werden, bis die aktive Bewegungstherapie wirksam wird.

Fachliche Hilfe ist bei stärkeren Krampfadern, offenem Bein, Venenentzündungen, Thrombosen und Embolien unerläßlich. In fortgeschrittenen Fällen kann die chirurgische Behandlung angezeigt sein.

> Ackerschachtelhalmtee enthält viel Kieselsäure, die das Bindegewebe günstig beeinflußt.

Herzbeschwerden

Bei Symptomen am Herzen darf die selbständige Reflexzonentherapie nur durchgeführt werden, wenn es sich eindeutig um funktionelle Störungen handelt. Alle organischen Herzkrankheiten erfordern unbedingt fachliche Hilfe. Allenfalls zur Soforthilfe kann die Fußreflexzonenmassage in solchen Fällen versucht werden.

Beachten Sie

Da die sichere Unterscheidung zwischen funktionellen und organischen Herzbeschwerden nur durch eine fachliche Untersuchung möglich ist, muß bei allen Symptomen am Herzen vorsorglich der Therapeut zugezogen werden.

Ursachen

Funktionelle Herzbeschwerden erklären sich häufig aus Fehlsteuerungen des vegetativen Nervensystems. Ferner spielen oft psychische Einflüsse eine Rolle, vor allem Sorgen, Spannungen, ungelöste Konflikte, Aufregungen, Ärger und andere Streßfaktoren.

Organische Ursachen der Herzbeschwerden sind vor allem akute und chronische Herzschwäche, Verkalkung der Herzkranzgefäße mit Mangeldurchblutung (Angina pectoris, Infarktgefahr), manchmal auch entzündliche Herzkrankheiten oder Degeneration des Herzmuskels.

Symptome

Die subjektiven Beschwerden geben keine zuverlässige Auskunft über die Art der Herzkrankheit. Rein funktionelle Störungen durch seelisch-nervöse Einflüsse können oft zu schweren Symptomen am Herzen führen, bei denen an eine ernste Erkrankung gedacht wird. Andererseits verlaufen organische Herzleiden nicht selten symptomarm; unter Umständen bleiben sogar Infarkte fast unbemerkt. Typische **Warnzeichen** sind meist Druck-, Enge-, Beklemmungsgefühl und Schmerzen in der Herzgegend, die in die linke Schulter und den linken Arm ausstrahlen können. Zum Teil werden sie von Übelkeit, Schwindel, Schweißausbruch, beschleunigtem Puls, Blutdruckabfall, Bewußtseinsstörungen und Angstzuständen begleitet.

Reflexzonen-therapie

Zur Soforthilfe bei akuten Herzbeschwerden wendet man in der Regel den Sedierungsgriff an, der meist rasch zur Besserung führt. Dazu werden die Zonen des Herzens, Brustbeins, linken Schultergürtels und linken Oberarms bis zum Ellbogen behandelt. Die Massage soll nicht zu kräftig und lang durchgeführt werden, damit das Herz nicht übermäßig reagiert. Besser wendet man die Massage sanfter und kürzer, aber mehrmals in kurzen Intervallen an, bis die Symptome sich deutlich bessern oder verschwinden. Fachliche Untersuchung und gezielte Therapie sind nach akuten Herzbeschwerden auch dann notwendig, wenn sie durch Reflexzonentherapie vollständig beseitigt wurden.

Zur ergänzenden Behandlung werden mit fachlicher Erlaubnis längere Zeit die Kausalzonen durch den Grundgriff behandelt. Geprüft werden müssen die Zonen von Halswirbelsäule, oberen Lymphbahnen, Zwerchfell, Magen, Dünn-, Dickdarm, Leber-Gallenblasen-System und Milz. Wenn in einzelnen dieser Zonen beim Abtasten auffällige Reaktionen eintreten, führt man die Behandlung hier durch.

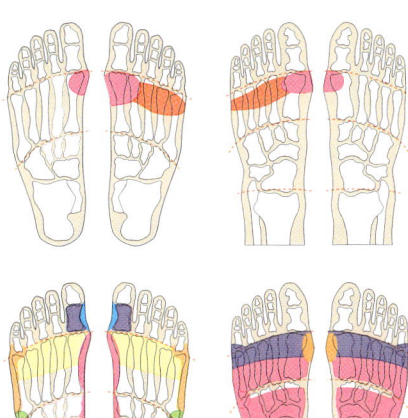

Herzzonen und Bezugszonen s. Abb. Seite 23f.

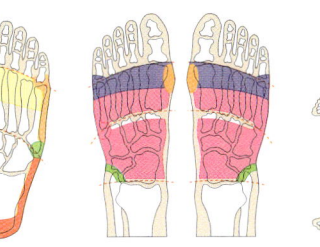 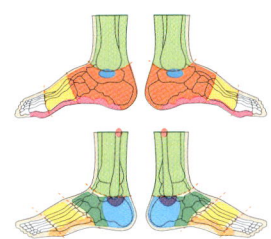

Muskel-, Gelenk- und Wirbelsäulen- zone s. Abb. S. 35f.

Die Reflexzonenmassage muß bei Herzbeschwerden grundsätzlich durch andere Heilverfahren ergänzt werden. Die Anweisung dazu bleibt dem Therapeuten vorbehalten. Bei seelisch-nervösen Funktionsstörungen des Herzens eignen sich alle mild abhärtenden Maßnahmen (siehe „Niedriger Blutdruck", Seite 75ff.).

Zusatztherapie

Außerdem soll regelmäßig mit einer Entspannungstechnik geübt werden. Medikamentös beeinflußt man die Funktionsstörungen durch Baldrian, Hopfen, Melisse und Weißdorn oder individuell ausgewählte homöopathische Wirkstoffe. Oft trägt auch der Mineralstoff Magnesium dazu bei, das vegetative Nervensystem und damit auch die funktionellen Störungen des Herzens zu harmonisieren.

Bei organisch verursachten Herzbeschwerden richtet sich die Therapie nach den Ursachen. Unter anderem kann der Naturmediziner verschiedene herzwirksame Heilpflanzen wie Fingerhut, Strophantus und individuelle Homöopathie verordnen, außerdem milde Kneippsche Wasseranwendungen, schonendes Bewegungsprogramm und spezielle Diät zur Entlastung des Herzens.

Erkrankungen der Atmungsorgane

Die häufigsten Krankheiten des Atmungssystems entstehen durch Virusinfektionen, die Erkältung und grippale Infekte verursachen. Durch vorbeugende Fußreflexzonentherapie können die Abwehrregulationen so gestärkt werden, daß Häufigkeit und Schwere solcher Erkrankungen deutlich abnehmen. Im allgemeinen müssen aber noch andere Maßnahmen der Naturmedizin angewendet werden, um eine optimale Vorbeugung zu erreichen.

Wachsende Bedeutung gewinnen seit einiger Zeit allergische Erkrankungen der Atmungsorgane, hauptsächlich Heuschnupfen und Asthma. Auch bei diesen Krankheiten ist die Reflexzonentherapie am Fuß nützlich, immer ergänzt durch andere, fachlich verordnete Naturheilverfahren.

Schnupfen

Die akute Entzündung der Nasenschleimhaut gehört zu den häufigsten Gesundheitsstörungen überhaupt.

Ursachen

Akuter Schnupfen entsteht meist durch eine Infektion mit Viren. Im Verlauf der Erkrankung kann als Komplikation eine bakterielle Infektion hinzukommen. Im Einzelfall erklärt sich der akute Schnupfen aber auch aus Reizungen durch Staub, Gase, Dämpfe, Rauch und ähnliche äußere Einflüsse.

Zum chronischen Schnupfen kommt es, wenn die akute Erkrankung nicht ausgeheilt wird, vielleicht auch auf die Nasennebenhöhlen übergreift oder zu Wucherungen (Polypen) der Nasenschleimhaut führt. Außerdem kann er durch ständig einwirkende äußere Reizungen entstehen.

Symptome

Akuter Schnupfen führt zu Niesreiz, Kribbeln in der Nase, vermehrter Absonderung von Schleim und Anschwellung der Nasenschleimhaut mit behinderter Nasenatmung. Zum Teil besteht leichtes Fieber.

Bei dem chronischem Schnupfen kommt es zur dauerhaft behinderten Nasenatmung mit wechselnd starker Schleimabsonderung und Neigung zu Nasenbluten. Später schwindet die Nasenschleimhaut allmählich, und der Geruchssinn wird gestört.

Reflexzonen-therapie

Beim einfachen akuten Schnupfen behandelt man die Symptomzonen des Nasen-Rachen-Raums, der Stirn- und Kieferhöhlen sowie der oberen Lymphbahnen. Im allgemeinen erfolgt die Massage durch den Sedierungsgriff.

Kopf-Hals-Organe s. Abb. Seite 23

Lymphzonen s. Abb. Seite 32f.

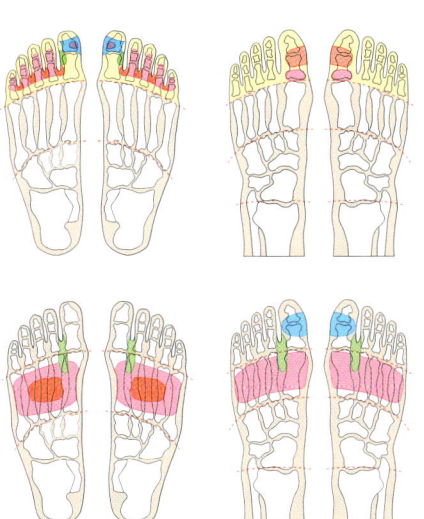

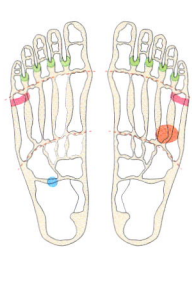

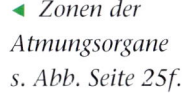

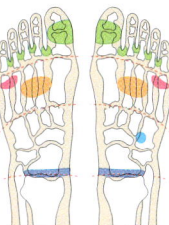

◄ *Zonen der Atmungsorgane s. Abb. Seite 25f.*

Muskel-, Gelenk- und Wirbelsäulen- zone s. Abb. S. 35 ►

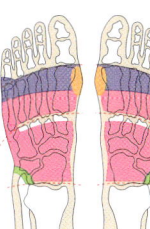

Chronischer Schnupfen wird über die oben genannten Symptomzonen und zusätzlich über die Kausalzonen aller Kopforgane, des Schultergürtels, der Bronchien und Milz behandelt. Die notwendige Langzeittherapie führt man mit dem Grundgriff durch.

Zusatztherapie

Ergänzend behandelt man akuten Schnupfen durch Inhalation mit Kamillen-Thymian-Tee, innerlich gibt man zur Abwehrsteigerung Holunder- und Lindenblütentee, Arzneimittel mit Sonnenhut (Echinacea) und individuell verordnete Homöopathie. Bei Fieber werden kalte Wadenwickel angelegt. Einleitend empfiehlt sich die 1- bis 2tägige Saftfastenkur, danach bis zur völligen Heilung rohkostreiche vegetarische Diät.

Chronischer Schnupfen erfordert fachliche Therapie, vor allem individuelle Homöopathie. Außerdem müssen alle Reizungen der Nasenschleimhaut ausgeschaltet werden. Schleimhautabschwellende chemische Medikamente sind strikt verboten, sie können die chronische Krankheit verschlimmern.

Nasennebenhöhlenentzündung

Die Nebenhöhlen der Nase entzünden sich meist im Verlauf eines akuten Schnupfens, wenn nicht richtig behandelt wird.

Beachten Sie

Eine Nebenhöhlenentzündung kann zu ernsten Komplikationen führen und erfordert deshalb immer fachliche Hilfe.

Ursachen

In den meisten Fällen greift die Entzündung im Verlauf des Schnupfens auf die Nebenhöhlen der Nase über. Hauptsächlich betroffen werden die Stirn- und Kieferhöhlen. Manchmal erklärt sich die Entzündung auch aus Zahnerkrankungen im Oberkiefer. Die verschleppte Krankheit geht häufig ins chronische Stadium über.

Typisch sind klopfende Schmerzen über der Nasenwurzel bzw. in den Wangenknochen, die sich beim Bücken verstärken, sowie chronischer Schnupfen. Hinzu kommen Kopfschmerzen und Fieber. Als Komplikation droht der Durchbruch in die Augen oder ins Gehirn.

Symptome

Bei chronischer Nebenhöhlenentzündung schwächen sich die obigen Symptome und das Fieber ab, oft entwickelt sich aber Heiserkeit und Mundgeruch. Das Allgemeinbefinden wird stärker beeinträchtigt.

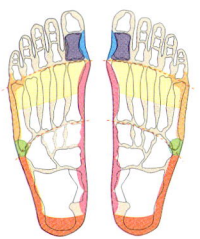

*◄ Muskel-, Gelenk-
und Wirbelsäulen-
zone s. Abb.
Seite 35*

*Kopf-Hals-Organe
s. Abb. Seite 23 ►*

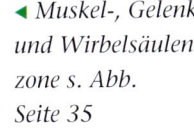

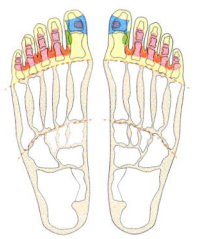

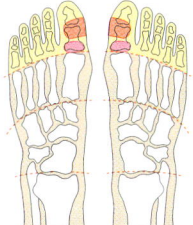

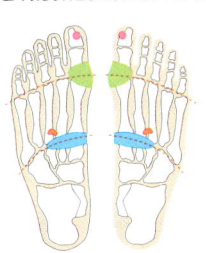

*◄ Lymphzonen
s. Abb. Seite 32*

*Zonen der
Atmungsorgane
s. Abb. Seite 25f. ►*

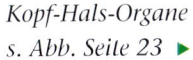

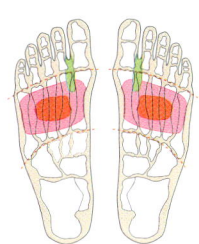

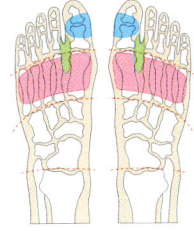

Drüsenzonen s. Abb. Seite 30f.

*Verdauungsorgane
s. Abb. Seite 28*

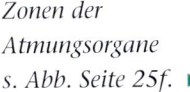

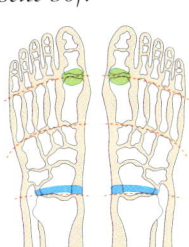

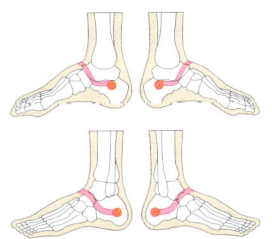

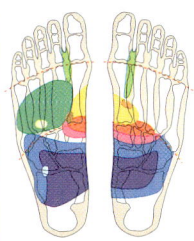

**Reflexzonen-
therapie**

Zur ergänzenden Therapie der Nebenhöhlenentzündung behandelt man die Syptomzonen der Stirn- und Kieferhöhlen sowie die Kausalzonen von Kopf, Schultergürtel, oberen Lymphbahnen, Bronchien, Milz, Leber und versuchsweise auch der Drüsen. Bei akuter Erkrankung wendet man den Sedierungsgriff an, in chronischen Fällen den Grundgriff.

Zusatztherapie

Inhalationen und abwehrsteigernde Maßnahmen werden wie bei Schnupfen durchgeführt, ferner individuell ausgewählte Homöopathie und rohkostreiche vegetarische Diät. Bei stärkeren Symptomen, die oft auf eine Vereiterung der Nebenhöhlen hinweisen, lassen sich Antibiotika meist nicht vermeiden. Manchmal müssen die Nebenhöhlen sogar chirurgisch saniert werden.

Husten

Husten tritt immer als Symptom einer anderen Erkrankung auf. Oft sorgt er dafür, daß Schleim oder Fremdkörper aus den Bronchien entfernt werden; dieser nützliche Husten darf nie zu stark unterdrückt werden. Lediglich bei trockenem Reizhusten, der keinen Zweck erfüllt, ist die Unterdrückung des Hustenreizes angezeigt.

Ursachen

Husten tritt häufig bei Rachen-, Kehlkopf- und Bronchialentzündungen durch Infektion (vor allem Erkältung, Grippe) auf. Seltener kommt es durch eingeatmete Fremdkörper, chronische Reizungen durch Dämpfe, Gase oder Nikotinmißbrauch dazu. Ferner gibt es den unklaren Reizhusten aus seelisch-nervöser Ursache.

Chronisch wird Husten, wenn die Grunderkrankung nicht ausgeheilt wird oder die äußeren Reizungen ständig einwirken. Letzteres ist zum Beispiel bei Rauchern der Fall, die deshalb meist chronisch husten; unter Umständen deutet dies bereits auf Bronchialkrebs hin.

> Wenn Husten länger als 7–10 Tage unvermindert besteht oder häufig wiederkehrt, muß eine fachliche Untersuchung veranlaßt werden, sonst verschleppt man vielleicht eine ernste Erkrankung.

Symptome

Beim Husten entweicht die Luft explosionsartig durch die teilweise geöffnete Stimmritze. Dies kann reflexartig durch die Reizung der Schleimhaut erfolgen.

Hinzu kommen weitere Symptome je nach Grunderkrankung. Beim einfachen Bronchialkatarrh wird glasiger Auswurf abgehustet, während gelblicher bis grünlicher Auswurf auf eine eitrige Bronchitis hinweist. Trockener Husten mit wenig zähem Schleim deutet meist auf Reizungen der Bronchialschleimhaut hin. Bei allen infektiösen Ursachen des Hustens besteht unterschiedlich hohes Fieber, und das Allgemeinbefinden wird beeinträchtigt.

Chronischer Husten verläuft mit abgeschwächten Symptomen. Im Lauf der Zeit blähen sich dadurch aber die Lungenbläschen auf, und es entsteht ausgeprägte Atemnot.

Reflexzonentherapie

Die selbständige Fußreflexzonenmassage kann dazu beitragen, den Husten zu lindern, ohne den nützlichen Auswurf übermäßig zu unterdrücken. Dazu behandelt man in akuten Fällen mit dem Sedierungsgriff die Symptomzonen der Atmungsorgane, des Zwerchfells und Rachens sowie der oberen Lymphbahnen. Als Kausalzonen werden

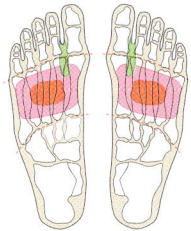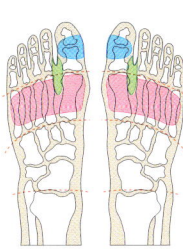

Zonen der Atmungsorgane
s. Abb. Seite 25f.

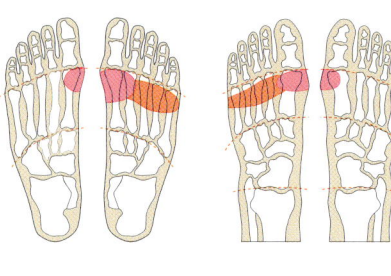

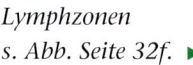

◄ *Herzzonen und Bezugszonen s. Abb. Seite 23f.*

Lymphzonen s. Abb. Seite 32f. ►

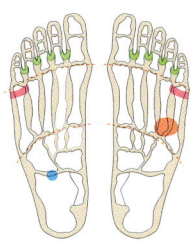

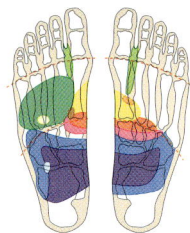
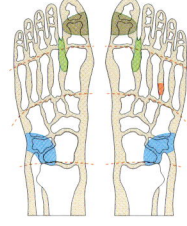

Zonen der Verdauungsorgane s. Abb. Seite 28f.

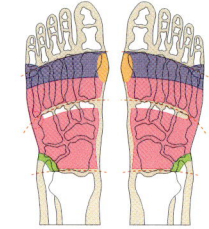

Muskel-, Gelenk- und Wirbelsäulenzone s. Abb. Seite 35f.

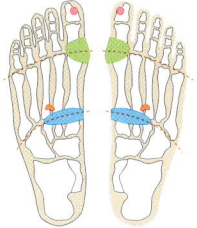
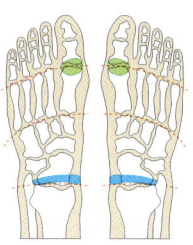
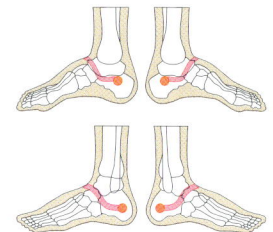

Drüsenzonen s. Abb. Seite 30f.

die Fußzonen von Herz, Milz, Dünn-, Dickdarm, Leber--Gallenblasen-System, Schultergürtel und Drüsen behandelt. Diese Zonen beeinflußt der Grundgriff. Bei chronischem Husten kann die Massage an den Kausalzonen mit dem Grundgriff genügen.

Zusatztherapie

Leichtere akute Bronchialkatarrhe werden durch Heilpflanzen behandelt, die den Hustenreiz lindern, den Schleim lösen und den Auswurf fördern. Hustenmedikamente enthalten zum Beispiel Eibisch, Huflattich, Spitzwegerich und Thymian. Zusätzlich inhaliert man mit Kamillen-Thymian-Tee und wendet Brustwickel an. Der Therapeut kann individuell geeignete homöopathische Wirkstoffe verordnen.

Auch bei einer eitrigen Bronchitis hilft Homöopathie gut. Ferner kann Knoblauch als natürliches Antibiotikum angewendet werden. Oft müssen aber vorsorglich vom Therapeuten verordnete Antibiotika eingenommen werden, um Komplikationen zu verhüten; pflanzliche Medikamente ergänzen diese Therapie.

Knoblauch als natürliches Antibiotikum kann bei einer eitrigen Bronchitis helfen.

Kehlkopf-, Rachen- und Mandelentzündung

Rachen- und Kehlkopfentzündungen entstehen meist im Verlauf der Erkältung oder Grippe und werden oft von Schnupfen oder Bronchialkatarrh begleitet. Meist heilt die Krankheit bald aus.

Eine Mandelentzündung kann zu ernsten Komplikationen führen und muß deshalb von Anfang an fachlich behandelt werden.

Beachten Sie

Akuter Kehlkopfkatarrh wird häufig durch Infektion mit Viren, seltener durch Bakterien hervorgerufen. Ferner können Reizungen durch Dämpfe, Gase, Rauch und Staub oder Überanstrengung der Stimme dazu führen.

Ursachen

Die chronische Entzündung deutet auf einen verschleppten akuten Katarrh, Nervenleiden mit Kehlkopflähmung oder gutartige oder krebsige Geschwülste hin, sofern sie sich nicht aus dauernder Reizung oder Überanstrengung erklären läßt.

Auch der Rachenkatarrh tritt bevorzugt bei Erkältung und Grippe auf, zum Teil aber auch durch äußere Reizungen. Bei chronischem Verlauf ist vor allem an ständige Reizungen (zum Beispiel durch Rauchen) oder verstopfte Nase mit ungünstiger Atmung durch den Mund zu denken.

Entzündungen der Mandeln entwickeln sich oft als Komplikation einer Erkältung oder Grippe, ferner bei anderen Infektionskrankheiten. Heilt die Angina nicht bald aus, beginnt das chronische Stadium mit Vereiterung und allmählicher Zerstörung der Mandeln. Sie werden dann zu chronischen Krankheitsherden, die zu Fernwirkungen wie Herz-, Nierenschäden und Rheuma beitragen können.

Symptome

Heiserkeit mit belegter, rauher, klangloser oder versagender Stimme, manchmal auch Schwellung der Halslymphknoten und vom Kehlkopf bis in die Ohren ausstrahlende Schmerzen kennzeichnen die Kehlkopfentzündung. Hinzu kommen Husten, bei Infektionen auch Fieber. In chronischen Fällen schwächen sich diese Symptome zwar ab, bestehen aber andauernd.

Bei Rachenkatarrh treten Brennen, Kratzen und Trockenheit im Hals, Schmerzen beim Schlucken und Hustenreiz auf, bei Infektionen erhöht sich die Körpertemperatur. Auch diese Symptome lassen bei chronischem Verlauf nach.

Die akute Mandelentzündung führt zur Schwellung der Mandeln, Rötung des Gaumens und zu starken Schluckbeschwerden. Das Allgemeinbefinden wird vor allem durch Glieder- und Kopfschmerzen beeinträchtigt, das Fieber kann bis 40 °C ansteigen. Bei chronischem Verlauf lassen diese akuten Symptome deutlich nach, die Mandeln bleiben vergrößert und werden im Lauf der Zeit immer stärker geschädigt. Dann können sie ihre Funktionen als Abwehrorgane nicht mehr erfüllen.

Reflexzonen-therapie

Rachen, Kehlkopf und Mandeln bilden aus der Sicht der Reflexzonentherapie eine funktionelle Einheit. Deshalb erfolgt die Massage bei allen 3 Erkrankungen in gleicher Weise. Behandelt wird an den Symptomzonen des Nasen-Rachen-Raums, der Mandeln und oberen Lymphbahnen. Bei akuter Entzündung wendet man dazu den Sedierungsgriff an, nach Besserung den Grundgriff.

Zusätzlich werden mit dem Grundgriff die Kausalzonen aller Kopforgane, der oberen und unteren Lymphbahnen, Halswirbelsäule, Schultergürtel, Milz, Leber und Blinddarm beeinflußt. Wenn bei chronischer Mandelentzündung Herdwirkungen an anderen Organen und Körperteilen auftreten, müssen die entsprechenden Zonen zusätzlich behandelt werden.

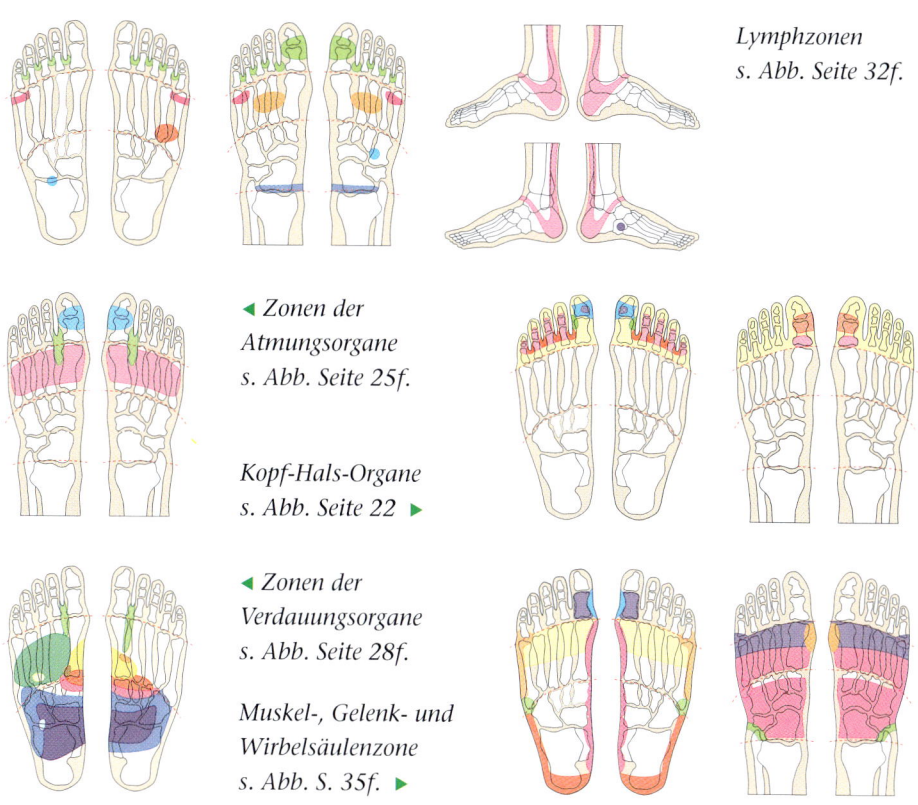

Lymphzonen
s. Abb. Seite 32f.

◄ *Zonen der*
Atmungsorgane
s. Abb. Seite 25f.

Kopf-Hals-Organe
s. Abb. Seite 22 ▶

◄ *Zonen der*
Verdauungsorgane
s. Abb. Seite 28f.

Muskel-, Gelenk- und
Wirbelsäulenzone
s. Abb. S. 35f. ▶

Zusatztherapie

Bei allen drei Krankheitsbildern empfehlen sich ergänzend Gurgeln und Inhalationen mit Kamillen-, Thymian- oder Salbeitee. Außerdem legt man Halswickel und bei Fieber kalte Wadenwickel an. Innerlich eignen sich die bei Husten genannten pflanzlichen Mittel oder fachlich verordnete Homöopathie. Alle Reizungen von außen müssen konsequent ausgeschaltet werden, sonst heilt eine Entzündung an Rachen und Kehlkopf nie aus.

Bei unklaren Ursachen oder chronischem Verlauf wird stets fachlich behandelt. Individuelle Homöopathie hilft dabei oft gut, bei Mandelentzündungen können aber auch Antibiotika erforderlich werden. Wenn die Mandeln unheilbar zerstört sind, bleibt oft nur noch die chirurgische Entfernung, um die Wirkung als Krankheitsherd auszuschließen.

Heuschnupfen

Heuschnupfen gehört heute zu den häufigsten allergischen Krankheiten, die Zahl der Betroffenen nimmt ständig zu.

Ursachen

Grundlage bildet die abnorme Reaktionsbereitschaft des Abwehrsystems, deren Ursachen noch nicht restlos geklärt sind. Neben Umwelteinflüssen und psychischen Belastungen, die das Immunsystem chronisch stören, spielen oft ungünstige Anlagen eine Rolle. Die Fehlfunktion der Abwehrregulationen hat zur Folge, daß die Nasenschleimhaut und die Bindehaut der Augen auf Pollen, manchmal auch Duftstoffe, blühende Gräser, Sträucher und Bäume überempfindlich reagiert. Dies kann sich auf einzelne Pflanzen beschränken oder nahezu gegen alle Arten bestehen.

Heuschnupfen führt nach Kontakt mit den Pollen zu heftigen Niesanfällen mit stark behinderter Nasenatmung. Hinzu kommen Bindehautentzündung mit Tränenfluß und Lichtscheu, Kopfschmerzen, manchmal auch Fieber. Beginn und Dauer hängen von der Blütezeit der unverträglichen Pflanzen ab. Unter Umständen beginnt die Krankheit schon im Februar und dauert bis Oktober oder November.

Reflexzonentherapie

Bei rechtzeitiger Anwendung der Fußreflexzonenmassage vor Beginn der Blütezeit kann akuter Heuschnupfen manchmal verhindert werden. Diese Vorsorge beginnt 4–6 Wochen vor dem vom vorangegangenen Jahr bekannten Ausbruch der Krankheit und dauert bis in den Herbst hinein, wenn der Heuschnupfen normalerweise endete. Man behandelt mit dem Grundgriff den gesamten Fuß, um das Immunsystem ganzheitlich zu harmonisieren. Besonders gut wirkt dies in Kombination mit einer der unten genannten Zusatztherapien.

Selbst wenn die Krankheit dadurch nicht vollständig verhindert werden kann, erzielt man meist doch eine deutliche Besserung der Symptomatik und Abkürzung des Krankheitsverlaufs.

Wenn Heuschnupfen bereits besteht, kann die Reflexzonentherapie am Fuß zur ergänzenden Behandlung eingesetzt werden. Dazu behandelt man die Symptomzonen des Nasen-Rachen-Raums und der Nebenhöhlen mit dem Sedierungsgriff.

Bei akuten starken Beschwerden kann bis zur Besserung 4- bis 8mal täglich kurz und intensiv behandelt werden, zur Langzeittherapie während der gesamten Heuschnupfenzeit genügen 2–4 Anwendungen täglich. Zusätzlich wendet man den Grundgriff über den Kausalzonen der oberen Lymphbahnen, Milz, Bronchien, Nieren, Leber und des Drüsensystems 1- bis 2mal täglich an, damit die gestörten Immunfunktionen normalisiert werden.

Wenn es gelingt, die verursachenden Allergene genau nachzuweisen, kann der Therapeut eine gezielte Hyposensibilisierung gegen die Stoffe durchführen. Sie wird in Intervallen meist 2–3 Jahre lang durchgeführt. Möglich ist auch eine unspezifische Desensibilisierung, die sich nicht gezielt gegen die spezifische Überempfindlichkeit richtet, sondern das Immunsystem allgemein normalisiert. Auch diese fachliche Therapie muß längere Zeit vorgenommen werden. Bei akuten Symptomen werden vor allem individuell verordnete Medikamente der Homöopathie einge-

> Bei Heuschnupfen behandelt man den ganzen Fuß mit dem Grundgriff, um das Immunsystem ganzheitlich zu stärken.

Zusatztherapie

setzt. Zusätzlich können Thymus- und Milzextrakte die Abwehrfunktionen harmonisieren. Durch Akupunktur lassen sich die Symptome lindern. Chemische Arzneimittel zur Unterdrückung der Symptomatik sind allenfalls für kurze Zeit bei starken akuten Beschwerden angezeigt.

Mögliche psychische Faktoren des Heuschnupfen werden ergänzend vor allem durch Entspannungs- und Autosuggestionstherapie beeinflußt.

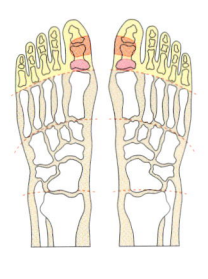

◄ *Kopf-Hals-Organe*
s. Abb. Seite 22

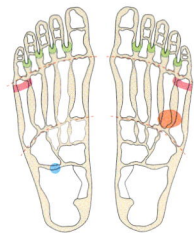
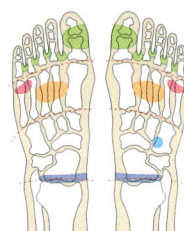

Lymphzonen
s. Abb. Seite 32ff. ►

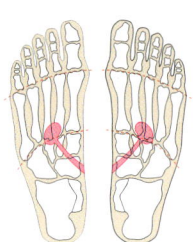
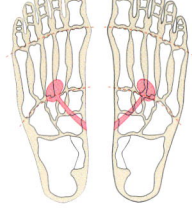

◄ *Nieren-Harnweg-*
Zonen s. Abb. Seite 27

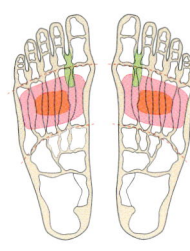
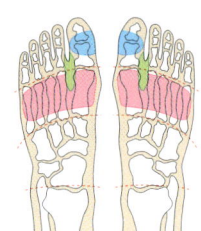

Zonen der Atmungs-
organe
s. Abb. Seite 25f. ►

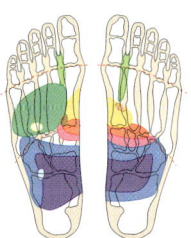
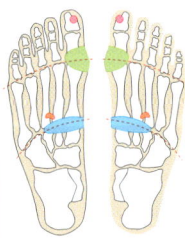
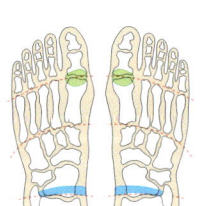
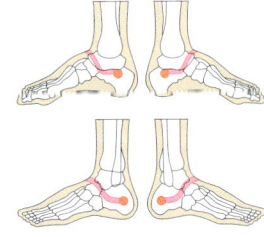

Verdauungsorgane
s. Abb. Seite 28f.

Lymphzonen
s. Abb. Seite 32f.

Bronchialasthma

Asthma gehört zu den allergischen Krankheiten, oft gingen Heuschnupfen, Ekzeme und andere Allergien voraus. Auch psychische Faktoren spielen eine Rolle.

Ursachen

Grundlage des Asthmas bildet wie beim Heuschnupfen die abnorme Reaktionsbereitschaft des Immunsystems. Sie erklärt sich teils aus Anlagen und psychischen Einflüssen, ferner spielen wahrscheinlich auch Umweltbelastungen eine Rolle. Auf dieser Basis können zahlreiche Stoffe (wie Pollen, Schimmelpilze, Hausstaubmilbe, Tierhaare, -federn und viele Nahrungsmittel) zur Überreaktion der Bronchien führen. Sie verkrampfen sich und behindern die Atmung stark.

Bei ausgeprägter psychosomatischer Komponente können schon seelisch-nervöse Belastungen allein den akuten Bronchialkrampf erzeugen.

Symptome

Durch Verkrampfung der kleinen Bronchien mit Schwellung der Schleimhaut und Absonderung von zähem Schleim kommt es im akuten Anfall zu schwerer Atemnot mit krampfhaft-ziehender Einatmung und stark behinderter, pfeifender Ausatmung. Da nicht genügend ausgeatmet werden kann, füllen sich die Lungen mit immer mehr Luft, es kann kaum noch zusätzlich eingeatmet werden. Durch Sauerstoffmangel werden die Gliedmaßen bläulich-kalt.

Beachten Sie

Dauert der Asthmaanfall lange, kann er durch Erstickung tödlich enden. Deshalb ist eine frühzeitige Behandlung wichtig.

Gegen Ende des Anfalls und danach wird glasig-zäher Schleim abgehustet. Zwischen den Anfällen müssen keine Beschwerden bestehen. Oft leidet man jedoch an chronischer Bronchitis mit Husten. Im Lauf der Zeit werden die Lungenbläschen überdehnt, und es entwickelt sich das chronische, nicht mehr rückgängig zu machende Lungenemphysem mit ständiger Atemnot. Auch das Herz kann durch Asthma in Mitleidenschaft gezogen werden.

Reflexzonen-therapie

Die Massage der Fußreflexzonen trägt meist dazu bei, den akuten Anfall zu lindern. Dazu empfiehlt sich vor allem die Behandlung der Zone zwischen der 2. und 3. Zehe an beiden Füßen und der Zwerchfellzone, die bis zur Besserung in kurzen Abständen intensiv durch den Sedierungsgriff beeinflußt werden. Zusätzlich können bei Bedarf die Symptomzonen des Rachens, Brustbeins, der Atmungsorgane und oberen Lymphbahnen mit dem Sedierungs- oder Grundgriff behandelt werden.

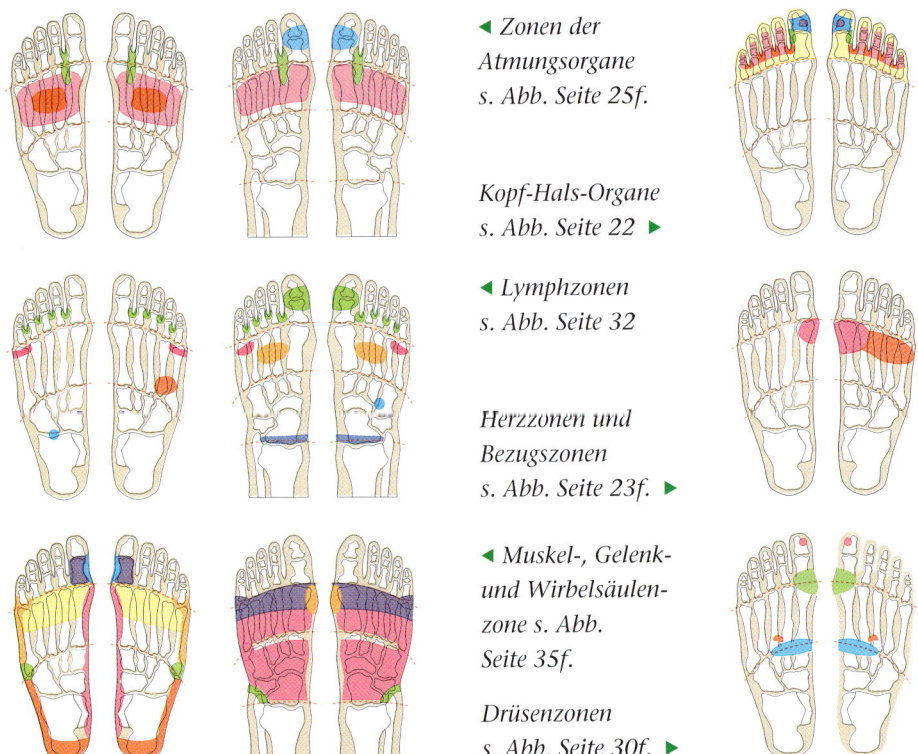

◄ *Zonen der Atmungsorgane s. Abb. Seite 25f.*

Kopf-Hals-Organe s. Abb. Seite 22 ►

◄ *Lymphzonen s. Abb. Seite 32*

Herzzonen und Bezugszonen s. Abb. Seite 23f. ►

◄ *Muskel-, Gelenk- und Wirbelsäulen- zone s. Abb. Seite 35f.*

Drüsenzonen s. Abb. Seite 30f. ►

Zur Langzeittherapie zwischen den Anfällen, die allmählich die Anfallshäufigkeit verringert, werden die oben genannten Symptomzonen mit dem Grundgriff beeinflußt. Zusätzlich wendet man den Grundgriff noch über den Kausalzonen von Hinterkopf, Nacken, Schultergürtel, Wirbelsäule, Herz, Milz und Nebennieren an. Zum Teil kann auch die Behandlung aller Reflexzonen am Fuß angezeigt sein, insbesondere bei stärkerer psychischer Belastung.

Asthma erfordert immer die fachlich verordnete Behandlung mit Naturheilverfahren, die das gestörte Immunsystem wieder normalisieren. Dazu werden hauptsächlich die individuell richtigen homöopathischen Mittel und eine unspezifische Desensibilisierung angewendet. Können die auslösenden Allergene genau festgestellt werden, ist auch die gezielte Hyposensibilisierung möglich.

Zusatztherapie

Darüber hinaus werden die Atmungsorgane durch geeignete pflanzliche Medikamente, wie bei Husten, und Brustwickel behandelt. Im akuten Anfall können ansteigende Hand- und Fußbäder sowie Akupunktur hilfreich sein. Vorsorglich wird man den Anfall aber oft zunächst durch rasch wirksame chemische Arzneimittel unterdrücken, um kein unnötiges Risiko einzugehen.

Die psychischen Faktoren lassen sich zum Teil durch Entspannung und Autosuggestion bessern. Bei stärkeren seelischen Belastungen kann die fachliche Psychotherapie notwendig sein.

Verdauungs- und Stoffwechselstörungen

Gelegentliche Verdauungsbeschwerden kennt jeder, zum Beispiel „verstimmter Magen", Sodbrennen oder Verstopfung. Solche Symptome können harmlos sein, aber auch am Anfang einer ernsteren Erkrankung stehen. Wenn sie häufiger auftreten oder chronisch werden, muß eine fachliche Untersuchung erfolgen.

Allgemeine Verdauungsstörungen

Dieser Oberbegriff umfaßt verschiedene unklare Beschwerden der Verdauungsorgane. Sie können akut auftreten oder chronisch bestehen, leicht verlaufen oder das Befinden erheblich stören. Bei gelegentlichen einfachen Symptomen ist Selbsthilfe durch Reflexzonenmassage und ergänzende Naturheilmittel erlaubt, stärkere und chronische Beschwerden erfordern fachliche Hilfe.

Ursachen

Die Verdauungsstörungen erklären sich oft aus Ernährungsfehlern, zum Beispiel zu fette, schwere und blähende Speisen, zu reichliche Nahrungsaufnahme, hastiges Essen und ungenügendes Kauen.

Wenn solche Fehler nicht erkennbar sind, deuten die allgemeinen Verdauungsstörungen auf krankhafte Ursachen hin, zum Beispiel Mangel an Verdauungssäften, Störungen der Darmflora, Vergiftungen durch verdorbene Nahrung, Schäden der Magen-Darm-Schleimhaut, Infektionen oder allergische Reaktionen des Verdauungstrakts. Auch seelische Einflüsse „schlagen" oft auf den Magen oder andere Verdauungsorgane und können erhebliche Beschwerden hervorrufen.

Symptome

Zum Krankheitsbild gehören vor allem mangelnder Appetit, Aufstoßen, Blähungen, Erbrechen, Übelkeit und Völlegefühl. Aus der individuellen Symptomatik zieht der Therapeut Rückschlüsse auf die Ursachen.

Das Verdauungssystem bildet eine Funktionseinheit, Störungen einzelner Organe ziehen auch die anderen in Mitleidenschaft. Wenn zum Beispiel eine Erkrankung des Magens besteht, wird dadurch die Verdauung der Nahrung derart gestört, daß sich häufig auch Darmbeschwerden und vielleicht Symptome am Leber-Gallenblasen-System einstellen.

**Reflexzonen-
therapie**

Deshalb sollte die Selbsthilfe grundsätzlich an allen Reflexzonen der Verdauungsorgane durchgeführt werden, angefangen bei der Speiseröhre bis zum Enddarm, eingeschlossen das Leber-Gallenblasen-System und die Bauchspeicheldrüse. Die Behandlung erfolgt durch den Grundgriff.

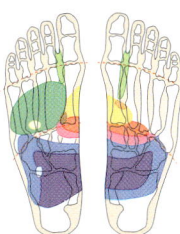 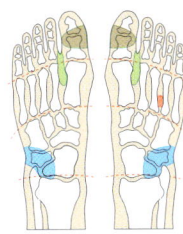

*Zonen der
Verdauungsorgane
s. Abb. Seite 28f.*

Wenn die Diagnose auffällige Reaktionen an bestimmten Reflexzonen der einzelnen Verdauungsorgane ergibt, werden diese bei akuten Beschwerden zusätzlich intensiver mit dem Sedierungsgriff behandelt. Dazu einige Beispiele:

- Appetitmangel behandelt man intensiv über die Magenzonen.
- Blähungen erfordern den Sedierungsgriff an den Zonen des Dünn- und Dickdarms; bei Aufstoßen werden zusätzlich die Speiseröhren- und Magenzonen beeinflußt.
- Gegen Erbrechen hilft die Zusatztherapie an den Speiseröhren- und Magenzonen.
- Völlegefühl wird über die Zonen von Magen, Dünn- und Dickdarm gezielt behandelt.
- Übelkeit spricht meist gut auf die Therapie der Magenzonen an.

Zusatztherapie

Zur Grundbehandlung ist meist eine leichte Diät oder Kurzfasten mit Kräutertee angezeigt, damit das Verdauungssystem tiefgreifend umgestimmt wird. Bei chronischen Beschwerden wird die Diät immer fachlich verordnet.

Beachten Sie

Dauerhaft beseitigen lassen sich allgemeine Verdauungsstörungen häufig erst, wenn die übliche falsche Kost konsequent auf vollwertige Ernährung umgestellt wird.

Pflanzliche Arzneimittel beeinflussen viele Verdauungsbeschwerden günstig. Zu den wichtigsten mit vielseitiger Wirkung gehören Kamille und Pfefferminze. Außerdem bewähren sich oft Bittermittel wie Enzian, Tausendgüldenkraut und Wermut, um die Verdauungssäfte zu „locken"; dadurch wird die Verdauung verbessert und der Appetit angeregt. Gegen Blähungen bewähren sich Kümmeltropfen sehr gut.

Von außen können die Verdauungsfunktionen durch Auflagen und Wickel auf den Leib angeregt werden. Blähungen und Koliken sprechen zum Teil besser auf warme Sitzbäder an, die aber nicht von allen Menschen vertragen werden.

Alle anderen notwendigen Maßnahmen verordnet der Therapeut.

Krankheiten des Magens

Als häufigste Krankheiten des Magens treten unklare funktionelle Beschwerden, einfache „Verstimmungen", Entzündungen und Geschwüre auf. Sie verlaufen alle oft mit ähnlichen Symptomen, so daß nur die gründliche Untersuchung eine genaue Diagnose ermöglicht. Danach richtet sich die gezielte Therapie.

Funktionelle Magenbeschwerden können durch seelisch-nervöse Belastungen entstehen. Allerdings liegt auch dann häufig noch eine organische Störung vor, denn psychische Einflüsse betreffen bevorzugt bereits vorgeschädigte Organe. Ferner können die Magenfunktionen durch ständig falsche, zu hastig und ungenügend gekaut verzehrte Mahlzeiten gestört werden. Stets besteht die Gefahr, daß eine zunächst funktionelle Störung in eine organische Magenkrankheit übergeht.

Die einfache Magenverstimmung erklärt sich meist aus verdorbener Nahrung, zu reichlichem, fettem und schwerem Essen oder Alkohol- und Nikotinmißbrauch. Akute Entzündungen der Magenschleimhaut entstehen aus den gleichen Ursachen, bei chronischem Verlauf spielen Fehler der Ernährung oder seelisch-nervöse Einflüsse eine Rolle.

Bei Magengeschwüren scheint nach neuen Erkenntnissen in den meisten Fällen eine bakterielle Infektion mit Helicobacter pylori als Hauptursache zu bestehen.

Funktionelle Magenstörungen verursachen unangenehmes Druck- und Völlegefühl in der Magengegend, teils von Sodbrennen begleitet. Außerdem können Magenkoliken und -schmerzen auftreten.

Die Magenverstimmung ruft Koliken, Schmerzen, Übelkeit und Erbrechen hervor. Akute Magenschleimhautentzündung führt zu Magenschmerzen, Aufstoßen, Sodbrennen, Widerwillen gegen Nahrung, manchmal auch Erbrechen. Bei chronischem Verlauf schwächen sich diese Symptome ab, die Magenschleimhaut schwindet, durch unzulängliche Verwertung der Nahrung entstehen Blutarmut und andere Mangelzustände, schließlich kann es zu Geschwüren und Tumoren kommen.

Typisch für Magengeschwüre sind Schmerzen, die nüchtern und bald nach dem Essen auftreten und in den linken Rücken ausstrahlen können, ferner Aufstoßen, Sodbrennen und allgemeines Krankheitsgefühl.

Ursachen

Der Magen wird durch falsche Ernährung und seelisch-nervöse Einflüsse stark belastet und reagiert darauf oft sehr empfindlich. Dauerhafte Heilung setzt deshalb immer eine gesündere Lebensweise voraus.

Symptome

Da bei funktionellen Beschwerden oft psychisch-nervöse Ursachen vorliegen, empfiehlt sich zur Harmonisierung meist die Massage aller Fußreflexzonen.

Zusätzlich können mit dem Grund- oder Sedierungsgriff die Symptomzonen des Magens und die Kausalzonen von Bauchspeicheldrüse, Dünn-, Dickdarm, Leber-Gallenblasen-System, Zwerchfell und mittlerer Wirbelsäule intensiver beeinflußt werden. Bei stärkeren Schmerzen und Koliken muß bis zur Besserung in kurzen Abständen mit dem Sedierungsgriff an den Magenzonen gearbeitet werden.

Bei leichter Magenverstimmung genügt oft die Behandlung der Zonen des Magens, Mageneingangs und -ausgangs mit dem Sedierungsgriff. Bei Bedarf werden zusätzlich die oben genannten Kausalzonen beeinflußt.

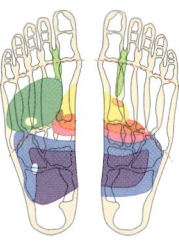

Zonen der Verdauungsorgane s. Abb. Seite 28f.

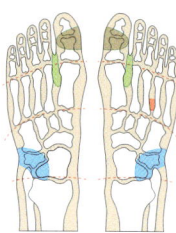

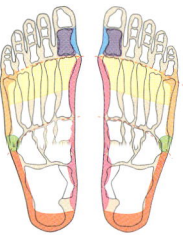

◂ *Muskel-, Gelenk- und Wirbelsäulenzone s. Abb. Seite 35*

Zonen der Atmungsorgane s. Abb. Seite 25f. ▸

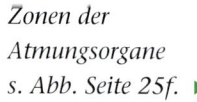

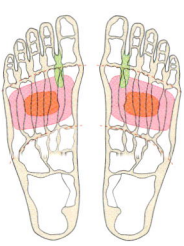

Entzündungen und Geschwüre der Magenschleimhaut sprechen auf die Reflexzonentherapie der oben genannten Symptom- und Kausalzonen gut an. Bei akuten Beschwerden wendet man den Sedierungsgriff, zur Nachbehandlung und bei chronischem Verlauf den Grundgriff an.

Die stets notwendigen weiteren Heilverfahren gegen Magenleiden bleiben fachlicher Verordnung vorbehalten. Bei funktionellen Magenbeschwerden empfehlen sich die Heilpflanzen Enzian, Melisse und Wermut, bei Koliken auch Kamille und Gänsefingerkraut, oft auch Pfefferminze.

Außerdem sollten Entspannungs- und Atemübungen durchgeführt und Leibwickel aufgelegt werden.

Akute „Verstimmung" des Magens erfordert 1–2 Tage strenges Teefasten mit Kamillen- und Schafgarbentee, danach bis zur völligen Heilung Magenschonkost. Diese Therapie wird auch bei akuter Magenschleimhautentzündung durchgeführt. Medikamentös wendet man pflanzliche Mittel und individuell verordnete Homöopathie an. Die chronische Entzündung der Magenschleimhaut wird vor allem durch vollwertige Diät und Homöopathie behandelt, zusätzlich bei Bedarf Entspannung, Autosuggestion oder fachliche Psychotherapie.

Auch beim Magengeschwür ist Schonkost unverzichtbar, die leicht verdaulich und vollwertig sein muß. Die Nahrung wird in 5–7 kleinen Portionen über den Tag verteilt eingenommen, langsam und gut gekaut verzehrt. Als Arzneimittel eignen sich Kamille, Schafgarbe, Süßholz, Tausendgüldenkraut, oft auch Kohl- und Kartoffelsaft, in dem sich ein spezieller Faktor gegen Magengeschwüre zu befinden scheint.

Außerdem werden die individuell richtigen homöopathischen Wirkstoffe eingesetzt. Äußerlich eignen sich Leibauflagen und Lendenwickel nach dem Essen. Eine bakterielle Infektion als Grundursache kann Antibiotika erforderlich machen.

Zusatztherapie

Bei Magenverstimmung und Magengeschwür ist eine vollwertige, leicht verdauliche Schonkost unverzichtbar.

Durchfall und Verstopfung

Diese Störungen der Darmfunktionen entstehen aus unterschiedlichen Ursachen; vor allem die Stuhlverstopfung gehört oft zu den Zivilisationskrankheiten.

Beachten Sie

Nur leichte akute Beschwerden, die rasch verschwinden, dürfen selbständig behandelt werden, bei stärkeren akuten oder chronischen Symptomen zieht man stets den Therapeuten hinzu.

Ursachen

Häufigste Ursachen des Durchfalls sind Darmkatarrhe duch Infektion, verdorbene Nahrung, Giftstoffe oder allergische Reaktionen. Ferner muß an Störungen der Darmflora, Darmtumoren, Magen-, Bauchspeicheldrüsenerkrankungen oder Überfunktion der Schilddrüse gedacht werden. Zum Teil erklärt sich Durchfall aus seelisch-nervösen Störungen. Bei Brechdurchfall besteht gleichzeitig ein Magenkatarrh.

Zur Stuhlverstopfung kommt es meist durch falsche Ernährung, die zu wenig Ballaststoffe zuführt. Außerdem spielen oft Bewegungsmangel und Darmverkrampfungen durch seelisch-nervöse Einflüsse eine Rolle. In unklaren Fällen muß an Störungen der Darmflora, abnorme Länge des Darms, Hämorrhoiden, vor allem bei älteren Menschen auch an Darmgeschwülste gedacht werden. Vorübergehende Verstopfung tritt auch bei ungewohnter Ernährung oder auf Reisen auf.

Symptome

Beim Durchfall wird der Stuhl zu häufig breiig bis flüssig entleert, oft begleitet von Leibschmerzen und Koliken. Bei Infektionen besteht unterschiedlich hohes Fieber. Wenn auch der Magen erkrankt ist, kommt es zu Erbrechen, Magenschmerzen und -koliken. Das Allgemeinbefinden wird zum Teil erheblich in Mitleidenschaft gezogen. Als Komplikation droht bei längerem Durchfall die Austrocknung des Körpers mit starkem Vitalstoffverlust; dies kann schon nach wenigen Tagen akut lebensbedrohlich werden.

Bei Verstopfung wird der Stuhl zu selten und in zu geringen Mengen entleert. Oft ist er so hart, daß er nur unter hohem Preßdruck ausgeschieden werden kann; dadurch treten zum Teil Herz-Kreislauf-Beschwerden auf. Weitere Symptome sind Appetitmangel, Völlegefühl, Blähungen und als Folge der Selbstvergiftung aus dem Darm chronische Kopfschmerzen und unreine Haut. Als Komplikationen können Schäden an der Darmschleimhaut, Ausbuchtungen der Darmwand, Hämorrhoiden und sogar Zwerchfellbrüche entstehen.

Bei akutem Durchfall behandelt man die Symptomzonen des Magenausgangs und des Dünn- und Dickdarms meist mit dem Sedierungsgriff. Ergänzend werden die Kausalzonen von Magen, Bauchspeicheldrüse, Leber-Gallenblasen-System, Zwerchfell und mittlerer Wirbelsäule mit dem Grundgriff beeinflußt. Diese Therapie normalisiert allmählich die Darmfunktionen und trägt zur Heilung der Ursachen des Durchfalls bei.

   Zur Vorbeugung der Darmträgheit empfiehlt sich die Behandlung aller Fußreflexzonen, damit auch seelisch-nervöse Funktionsstörungen beeinflußt werden. Akute Verstopfung erfordert die Massage der Symptomzonen von

**Reflexzonen-
therapie**

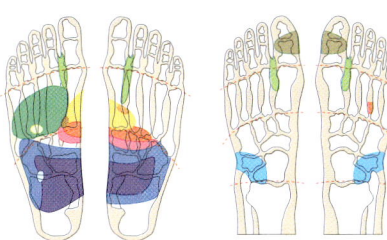

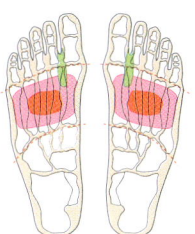

◄ *Zonen der Verdauungsorgane s. Abb. Seite 28f.*

Zonen der Atmungsorgane s. Abb. Seite 25f. ►

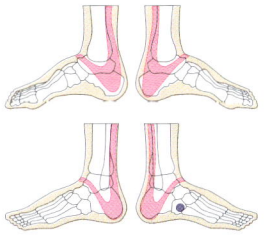

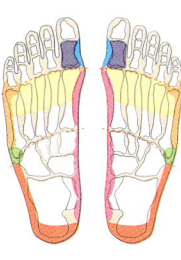

◄ *Lymphzonen s. Abb. Seite 32f.*

Muskel-, Gelenk- und Wirbelsäulen- zone s. Abb. Seite 35 ►

Dickdarm, S-förmigem Darm, Mastdarm und After durch den Sedierungsgriff. Ferner werden die Kausalzonen von Magen, Bauchspeicheldrüse, Zwerchfell, unterer Wirbelsäule und Beckenlymphbahnen mit dem Grundgriff behandelt. Bei chronischer Darmträgheit eignen sich die gleichen Fußreflexzonen, die alle mit dem Grundgriff beeinflußt werden.

Zusatztherapie

Leichter akuter Durchfall wird durch 1- bis 2 Tage Teefasten mit Kamille, Pfefferminze, Schafgarbe und Tormentill oder Apfel- und Karottendiät behandelt. Wenn Verdacht auf eine Darminfektion besteht, kann auch der antibiotisch wirkende Knoblauch verabreicht werden. Zusätzlich wendet man Leibauflagen an, um die Koliken und Schmerzen zu lindern. Homöopathische Mittel müssen individuell fachlich verordnet werden.

Beachten Sie

Wenn der Durchfall zu stärkeren Allgemeinsymptomen und höherem Fieber führt oder länger als 2–3 Tage andauert, muß fachlich behandelt werden. Dann können auch Antibiotika gegen bakterielle Infektionen angezeigt sein.

Allergische Durchfälle müssen durch Normalisierung der Immunfunktionen geheilt werden, unter anderem durch Homöopathie; unverträgliche Nahrungsmittel sind strikt zu meiden.

Chronischer oder häufig wiederkehrender Durchfall wird vom Therapeuten gezielt je nach Ursachen behandelt. Unter anderem kann eine Sanierung der Darmflora notwendig sein, um die Darmfunktionen wieder zu normalisieren.

Stuhlverstopfung darf keinesfalls durch dauerhafte Einnahme von Abführmitteln vermieden werden, denn sie schädigen bei längerem Gebrauch immer den Darm. Notwendig ist die Umstellung der üblichen falschen Ernährung auf Vollwertkost mit genügend Ballaststoffen. Außerdem sorgt man für ausreichend Bewegung und trainiert den Darm zur regelmäßigen Entleerung, indem man jeden Tag ungefähr zur gleichen Zeit die Toilette aufsucht.

Seelisch-nervöse Darmverkrampfungen werden durch Entspannungstechniken behoben. Alle weiteren Maßnahmen bestimmt individuell der Therapeut.

Vorsicht bei Abführmitteln: Sie schädigen bei längerer Einnahme den Darm.

Leber-Gallenblasen-Leiden

Krankheiten der Leber und Galle nehmen seit einiger Zeit deutlich zu. Dies erklärt sich auch aus der üblichen falschen Zivilisationskost und dem verbreiteten Mißbrauch von Alkohol und Arzneimitteln, aber auch als Folge der Umweltbelastung mit Schadstoffen.

Wichtig

Eine Behandlung der verschiedenen Leber- und Gallenleiden muß so früh wie möglich beginnen, ehe bleibende Schäden eintreten. Selbsthilfe kann dabei immer nur ergänzend zur fachlichen Therapie durchgeführt werden.

Leberleiden

Viele Leberleiden entstehen durch Infektion mit den verschiedenen Hepatitis-Viren, wenn das Immunsystem nicht in der Lage ist, die Erreger rasch abzuwehren. Zur Leberverfettung kann übermäßige Nahrungszufuhr mit Übergewicht, Alkohol- oder Arzneimittelmißbrauch führen; ferner wird sie durch chronische Leberentzündung, Blutarmut oder Zuckerkrankheit begünstigt. Eine akute, lebensbedrohliche Leberverfettung tritt durch Vergiftungen, vor allem durch Pilze, und schwere Infektionskrankheiten auf.

Ursachen

Leberschwäche und -schwellung sind Symptome einer anderen Krankheit. Die Funktionsschwäche deutet zum Beispiel auf Leberentzündung, andere Leberschäden oder Vergiftungen hin. Zur Schwellung der Leber kann es ebenfalls bei Leberschäden sowie durch Herzschwäche mit Blutstau in der Leber, Blutkrankheiten und Stoffwechselstörungen kommen.

Die Leberzirrhose, früher fast nur bei Alkoholikern beobachtet, entsteht heute vermehrt durch Arzneimittel und Umweltgifte. Außerdem ist sie Endstadium anderer chronischer Leber- und Gallenblasenleiden.

Symptome

Akute Leberentzündung beginnt oft grippeähnlich mit Schnupfen, Halsschmerzen und Mattigkeit. Später kommen Appetitmangel, Blähungen, Völlegefühl und andere unklare Verdauungsbeschwerden hinzu. Gelbsucht mit Hautjucken als typisches Warnzeichen besteht nur bei etwa 50 % der Patienten. Die chronische Hepatitis führt zu unklaren Verdauungsstörungen, Druck im rechten Oberbauch, Appetitmangel, Fettunverträglichkeit und allgemeiner Mattigkeit.

Die chronische Fettleber macht sich zunächst mit Druck in der Lebergegend, Blähungen, Aufstoßen und Völlegefühl bemerkbar. Später kommen Schwäche, Nervosität, Schlafstörungen und Leberschwellung hinzu. Im Endstadium verschlimmern sich alle Symptome, und schließlich kommt es zur Leberzirrhose.

Bei Funktionsschwäche der Leber besteht oft ständige Erschöpfung mit Depressionen. Weitere Warnzeichen sind Appetitmangel, Fettunverträglichkeit, Übelkeit, manchmal auch Gelbsucht mit Hautjucken. Leberschwellung erkennt man oft am leichten Druckgefühl in der Lebergegend. Unter dem rechten Rippenbogen kann das geschwollene Organ prall-elastisch getastet werden.

Eine Leberzirrhose verläuft schleichend über viele Jahre hinweg. Als Frühsymptome fallen allgemeine Schwäche und Mattigkeit, Gewichtsabnahme, Appetitmangel, Blähungen, Übelkeit, Fettunverträglichkeit und Druck in der Lebergegend auf. Später verstärken sich diese Symptome, die Leber kann von außen hart vergrößert getastet werden, oft schwillt auch die Milz an. Im Gesicht, auf der Brust und den Armen treten kleine rötliche Arterienerweiterungen auf, an den Handflächen kommt es zu flächigen Rötungen. Im fortgeschrittenen Stadium bestehen Bauchwassersucht, Krampfadern in der Speiseröhre und graugelbliche Blässe im Gesicht. Die Krankheit endet nach langem Siechtum im Leberkoma tödlich.

Zur Vorbeugung von Leberleiden behandelt man alle Fußreflexzonen des Verdauungssystems. Die Therapie von Leberkrankheiten wird durch Reflexzonenmassage der Leber- und Gallenblasenzonen am Fuß unterstützt. Dadurch kann die Abwehr- und Regenerationsfähigkeit des Organs aktiviert werden.

Reflexzonen-therapie

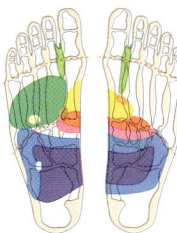 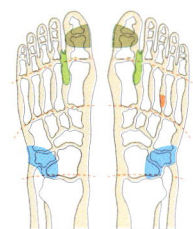

Zonen der Verdauungsorgane s. Abb. Seite 28f.

Beachten Sie

Die Reflexzonentherapie allein ist zur Behandlung von Leberleiden nie ausreichend.

Zusatztherapie

Sie muß fachlich verordnet werden und erfordert immer eine Leberdiät, die individuell zusammengestellt wird. Einleitend können Fastenkuren angezeigt sein. Die Pflanzenheilkunde wendet vor allem Mariendistel an, die auch bei schweren Leberleiden oft noch zu guten Ergebnissen führt. Homöopathie muß individuell ausgewählt werden.

Strikt zu meiden sind bei Leberleiden alle Alkoholika und nicht unbedingt erforderliche chemische Arzneimittel.

Gallenleiden

Ursachen

Entzündungen der Gallenblase entstehen durch Infektion aus dem Darm oder auf dem Blutweg. Oft werden sie auch durch Gallensteine hervorgerufen, die das Organ chronisch reizen. Umgekehrt werden Gallensteine aber häufig erst durch Entzündungen der Gallenblase verursacht. Weitere Faktoren, die Gallensteine begünstigen, sind Erbanlagen, Gallenstauung, Leberleiden, Störungen des Fettstoffwechsels, chronische Darmträgheit, Übergewicht, Bewegungsmangel, manchmal auch Schwangerschaft und seelisch-nervöse Einflüsse. Die übliche Fehlernährung trägt ebenfalls zu Gallensteinen bei.

Beachten Sie

Wenn Entzündungen oder Steine nicht ausgeheilt werden, kann die kranke Gallenblase zum chronischen Krankheitsherd werden, der zu Erkrankungen in anderen Körpergebieten führt.

Symptome

Gallenblasenentzündungen werden oft lange nicht bemerkt, weil nur ein leichter Druck unter dem rechten Rippenbogen auftritt. Zusätzlich kann es zu leichtem Fieber, manchmal auch Erbrechen und Gelbsucht kommen. Bei fortgeschrittener Krankheit schrumpft die Gallenblase, heftige Koliken können entstehen. Typisch ist, daß Fette schlecht vertragen werden.

Auch Gallensteine verursachen lange nur leichtes Druckgefühl im rechten Oberbauch. Erst wenn ein Stein im Gallenblasenhals oder Gallengang eingeklemmt wird, entsteht die heftige Kolik, bis der Stein in die Gallenblase zurückfällt oder durch den Gallengang in den Zwölffingerdarm abgeht. Durch Rückstau von Galle kann Gelbsucht eintreten, die aber nicht immer deutlich sichtbar ist.

Wenn Gallenleiden familiär gehäuft vorkommen, kann durch Reflexzonentherapie am Fuß vorgebeugt werden. Dazu behandelt man die Zonen des gesamten Verdauungssystems mit dem Grundgriff, um die Funktionen zu normalisieren und die Abwehrkräfte zu stärken.

    Zur Behandlung bestehender Gallenleiden werden die Symptomzonen von Gallenblase, Leber, Zwölffingerdarm und Dünndarm mit dem Sedierungs- oder Grundgriff beeinflußt. Zusätzlich wendet man den Grundgriff über den Kausalzonen des rechten Schultergürtels, der Brustwirbelsäule, Bauchspeicheldrüse, des Zwerchfells und Dickdarms an.

**Reflexzonen-
therapie**

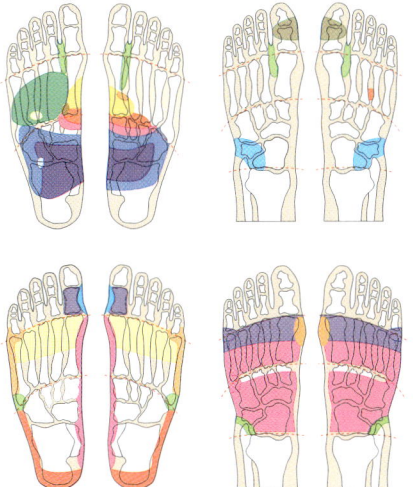

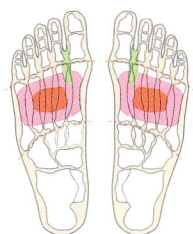

*Zonen der
Verdauungsorgane
s. Abb. Seite 28f.*

◄ *Muskel-, Gelenk-
und Wirbelsäulenzone
s. Abb. Seite 35f.*

*Zonen der Atmungs-
organe
s. Abb. Seite 25* ►

Bei akuter Gallenkolik führt man am rechten Fuß über der Gallenblasenzone in kurzen Abständen den intensiven Sedierungsgriff durch, bis Besserung eintritt. Danach setzt man die Therapie in der oben beschriebenen Weise fort. Die Kolik kann dadurch zum Teil rasch beendet werden; oft sind aber zusätzlich die fachlich verordneten Arzneimittel notwendig.

Zusatztherapie

Auch bei Gallenleiden bleibt die Behandlung dem Therapeuten vorbehalten. Grundlage bildet die individuell richtige Diät, die alle unverträglichen Nahrungsmittel meidet.

Die Pflanzenheilkunde wendet vor allem Mariendistel, Pfefferminze, Schafgarbe, Schöllkraut, Tausendgüldenkraut und Wermut an. Die richtigen homöopathischen Wirkstoffe können nur fachlich ausgewählt werden. Äußerlich legt man heiße Heublumenkompressen auf den rechten Oberbauch, die auch akute Kolikschmerzen lindern.
Ferner sind Blutegel unter dem rechten Rippenbogen und Akupunktur angezeigt. Heftige akute Koliken erfordern oft stark krampflösende chemische Arzneimittel, bei Vereiterung der Gallenblase sind unter Umständen Antibiotika notwendig.

Die chronisch vereiterte, auf andere Weise nicht mehr heilbare Gallenblase sollte vorsorglich chirurgisch entfernt werden. Auch Gallensteine, die nicht medikamentös aufgelöst oder auf natürlichem Weg ausgetrieben werden können, erfordern operative Maßnahmen. Zum Teil können sie auch von außen durch Schallwellen zertrümmert werden, die Reste gehen dann auf natürlichem Weg ab.

Zuckerkrankheit

Diabetes ist heute weit verbreitet. Diagnose und Therapie der Krankheit bleiben immer dem Therapeuten vorbehalten. Die Reflexzonenmassage am Fuß kann aber zur Vorbeugung und Behandlung beitragen.
Wenn eine familiäre Häufung des Diabetes auf Veranlagung hindeutet, kann die Vorsorge durch Ernährung, Bewegung und Vermeidung von Übergewicht mit Reflexzonenmassage kombiniert werden.

Man behandelt zur Vorsorge regelmäßig die Zonen der Bauchspeicheldrüse und die anderen Drüsenzonen sowie alle Zonen der Verdauungsorgane durch den Grundgriff. Die Funktionen der Bauchspeicheldrüse, deren Hormone den Zuckerstoffwechsel maßgeblich regulieren, werden auf diese Weise verbessert. Die Zuckerkrankheit läßt sich so verhindern oder ihr Ausbruch zumindest verzögern.

**Reflexzonen-
therapie**

Bei bereits bestehendem Diabetes ergänzt die Reflexzonenmassage am Fuß die notwendigen anderen therapeutischen Maßnahmen. Behandelt werden die Symptomzonen der Bauchspeicheldrüse und die Kausalzonen des gesamten Verdauungssystems vom Magen bis zum Dickdarm. Zusätzlich werden die Drüsenzonen und die Zonen von Milz und Zwerchfell beeinflußt. Anfangs kann der Sedierungsgriff angezeigt sein, zur Langzeittherapie genügt der übliche Grundgriff.

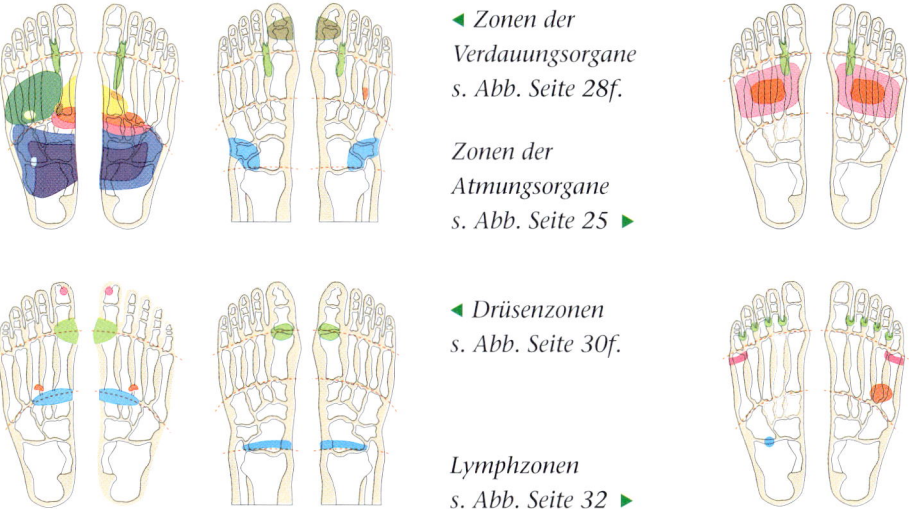

◄ *Zonen der Verdauungsorgane s. Abb. Seite 28f.*

Zonen der Atmungsorgane s. Abb. Seite 25 ►

◄ *Drüsenzonen s. Abb. Seite 30f.*

Lymphzonen s. Abb. Seite 32 ►

Krankheiten der Ausscheidungs- und Geschlechtsorgane

Die Erkrankungen des Ausscheidungs- und Genitalsystems dürfen nie als unerheblich abgetan werden, auch wenn sie nur leichte Beschwerden hervorrufen. Durch verzögerte fachliche Therapie können schlimmstenfalls unheilbare Nierenschäden oder andauernde Störungen der Geschlechtsorgane entstehen.

Wichtig

> Reflexzonenmassage am Fuß darf zwar selbständig angewendet werden, um die Symptomatik dieser Erkrankungen zu lindern, aber stets nur im Rahmen der fachlichen Verlaufskontrolle.

Blasenentzündung

Diese Erkrankung kann so harmlos wie eine Erkältung der Atemwege bleiben, aber auch sehr ernst verlaufen. Im voraus läßt sich dies nie beurteilen, deshalb muß stets der Therapeut zugezogen werden.

Ursachen

Eine Blasenentzündung entsteht meist durch bakterielle Infektion, die Erreger dringen bevorzugt durch die Harnröhre in die Blase ein. Vor allem bei Zuckerkranken muß aber auch an eine Pilzinfektion gedacht werden.

Symptome

Typisch sind abnorm häufiger Harndrang mit Brennen und Schmerzen beim Wasserlassen, trüber oder blutiger Harn, manchmal auch Bettnässen. Als Allgemeinbeschwerden treten Kopfschmerzen, Appetitmangel, Übelkeit und unterschiedlich hohes Fieber auf.

Kommen Kreuzschmerzen hinzu, besteht Verdacht auf eine Nierenbeckenentzündung, die zu ernsten Nierenschäden führen kann.

Vorsicht

Wenn eine akute Entzündung nicht konsequent behandelt wird, geht sie unter Abschwächung der Symptome ins chronische Stadium über, kann aber jederzeit durch geringe Reize wie Auskühlung erneut akut werden.

Die Massage erfolgt an den Symptomzonen der Harnblase, Harnleiter und Nieren mit dem Grundgriff, bei stärkeren Beschwerden zunächst mit dem Sedierungsgriff. Zusätzlich werden mit dem Grundgriff die Kausalzonen der Beckenlymphbahnen, Vorsteherdrüse, Geschlechtsorgane, unteren Wirbelsäule, vielleicht auch noch des Zwerchfells und der Milz beeinflußt.

Reflexzonentherapie

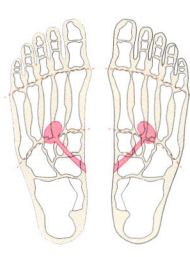 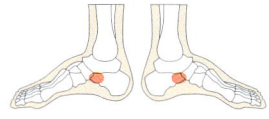

Nieren-Harnweg-Zonen
s. Abb. Seite 27

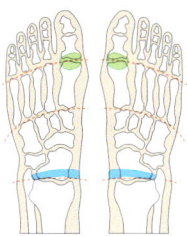 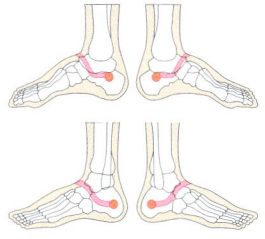

Drüsenzonen
s. Abb. Seite 30f.

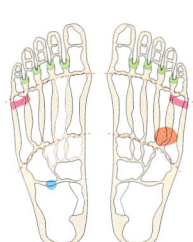 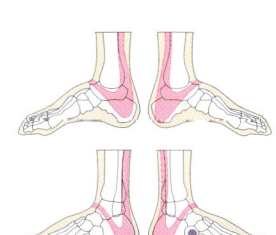

◀ *Lymphzonen*
s. Abb. Seite 32

Zonen der Atmungsorgane
s. Abb. Seite 25 ▶

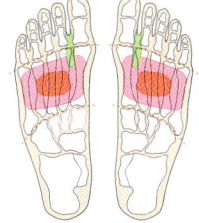

Zusatztherapie

In leichten Fällen kann der Therapeut harndesinfizierende pflanzliche Medikamente wie Bärentraube oder Goldrute verordnen, zum Teil sind aber Antibiotika unentbehrlich. Homöopathie muß individuell richtig ausgewählt werden.

Ergänzt wird die Behandlung durch Dampfkompressen und warme Leibauflagen. Außerdem sollte eine reizarme Diät eingehalten werden, am besten einleitend 2–3 Tage Saftfasten, danach bis zur Heilung vegetarische Kost.

Nierenleiden

An den Nieren treten Entzündungen des Nierenbeckens oder der gesamten Nieren sowie Nierensteine auf. Bei diesen Erkrankungen besteht die Gefahr, daß die Nieren chronisch geschädigt werden und schließlich versagen. Durch rechtzeitige fachliche Therapie läßt sich dieser schwere Krankheitsverlauf meist verhüten.

Ursachen

Eine Nierenbeckenentzündung entsteht oft durch Erreger aus der Blase, wenn eine Blasenentzündung nicht richtig behandelt wird. Seltener gelangen die Erreger auf dem Blutweg ins Nierenbecken, oder es bestehen Mißbildungen der Harnorgane, die einen Rückstau des Urins ins Nierenbecken verursachen.

Eine Nierenentzündung kann ebenfalls durch Infektion aus Blase oder Nierenbecken entstehen, zum Teil auch als Komplikation anderer Infektionen, wie Masern, Scharlach oder Mandelentzündung. Sie heilt bei richtiger Therapie nach Wochen bis Monaten aus, kann aber auch chronisch verlaufen und zum lebensbedrohlichen Nierenversagen führen.

Nierensteine entwickeln sich, wenn die im Harn gelösten Stoffe, wie Harnsäure, ausgefällt werden. Dazu kommt es vor allem bei Nierenentzündungen; aber auch andere Faktoren, die nur durch fachliche Untersuchung geklärt werden können, spielen eine Rolle. Die typische heftige

Kolik tritt ein, wenn ein Nierenstein aus der Niere geschwemmt und im Harnleiter eingeklemmt wird.

Warnzeichen der Nierenbeckenentzündung sind trüber bis blutiger Harn und Kreuzschmerzen. Außerdem kommt es zu hohem Fieber, dem Schüttelfrost vorangeht, und allgemeinem Krankheitsgefühl.

Symptome

Nierenentzündungen beginnen schleichend oder akut mit Fieber, Schüttelfrost, Kopf-, Kreuzschmerzen, allgemeiner Abgeschlagenheit, Appetitmangel, Schwellungen im Gesicht, Blutdrucksteigerung und trüb-blutigem Harn. In leichten Fällen bleibt der Blutdruck normal, und es treten keine Schwellungen auf. Bei ernstem Verlauf kommt es zu Schmerzen und Schwellungen an den Gliedern und Atemnot.

Bei Nierensteinen besteht lange nur ein dumpfer Druck im Kreuz, gelegentlich auch Blut im Urin. Koliken treten erst auf, wenn ein kleiner Stein im Harnleiter eingeklemmt wird. Größere Steine halten den Urin in den Nieren zurück und treiben sie ballonartig auf, wobei das Nierengewebe schwer geschädigt wird.

Die Massage der Fußreflexzonen kann die unbedingt notwendigen anderen Heilverfahren ergänzen. Dazu behandelt man die Symptomzonen der Nieren, Harnleiter und Harnblase mit dem Sedierungs- oder Grundgriff und die Kausalzonen der Becken- und Leistenlymphbahnen, der unteren Wirbelsäule sowie von Herz, Milz und Drüsen. Bei akuter Nierensteinkolik werden in kurzen Abständen intensiv die Nieren- und Harnleiterzonen mit dem Sedierungsgriff beeinflußt, um die Schmerzen zu lindern. Zusätzlich sind meist krampflösende starke Arzneimittel erforderlich.

Reflexzonen-therapie

Alle Nierenleiden müssen frühzeitig fachlich behandelt werden. Bei einer Nierenbeckenentzündung kann die bei Blasenentzündung beschriebene Therapie ausreichen.

Zusatztherapie

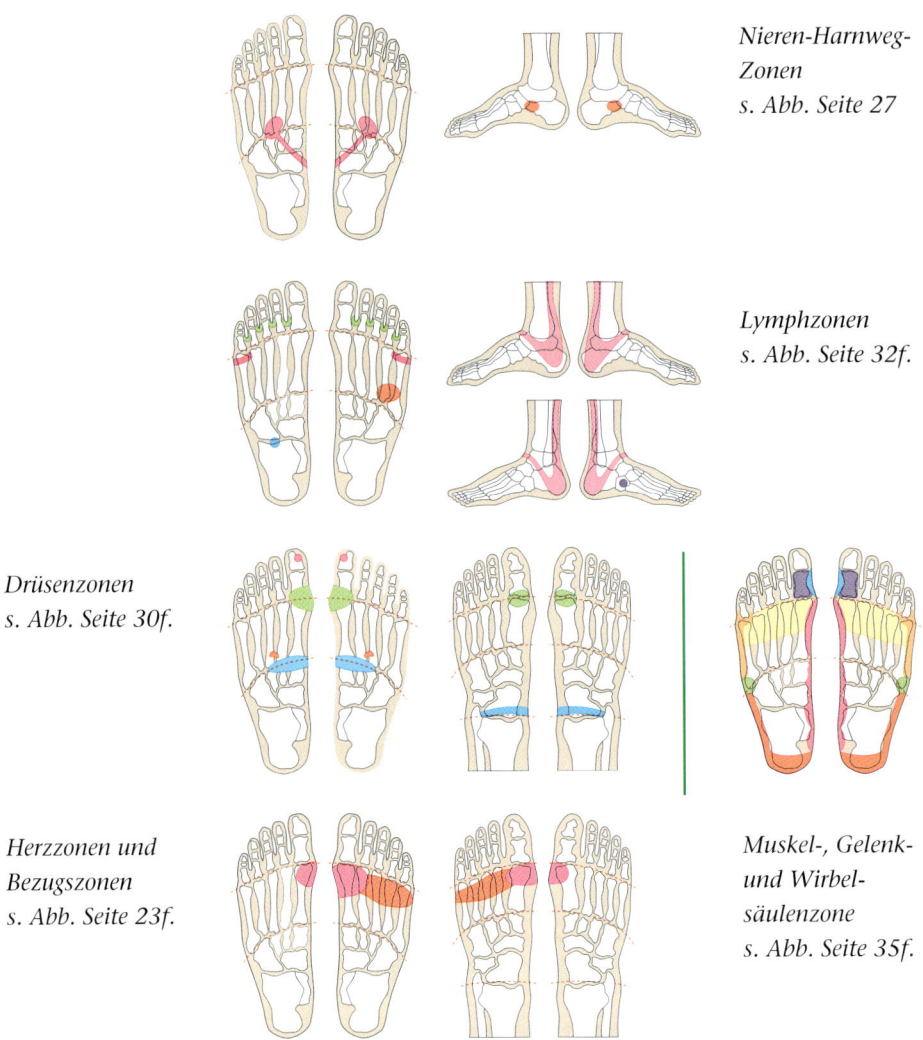

Nieren-Harnweg-
Zonen
s. Abb. Seite 27

Lymphzonen
s. Abb. Seite 32f.

Drüsenzonen
s. Abb. Seite 30f.

Muskel-, Gelenk-
und Wirbel-
säulenzone
s. Abb. Seite 35f.

Herzzonen und
Bezugszonen
s. Abb. Seite 23f.

Nierenentzündungen erfordern eine intensive Behandlung
durch individuelle Homöopathie, oft auch Antibiotika,
zum Teil muß in der Klinik behandelt werden.

Nierensteine können manchmal durch spezielle Diät
und Medikamente aufgelöst werden. Kleine Steinchen lassen sich zum Teil auf natürlichem Weg austreiben. Gelingt
das nicht, werden die Steine chirurgisch entfernt oder von
außen durch Schallwellen im Wasserbad zertrümmert.

Reizblase

Diese zum Teil sehr quälende Störung tritt hauptsächlich bei Frauen auf. Organische Ursachen lassen sich oft nicht nachweisen, so daß man von seelisch-nervösen Faktoren ausgehen muß.

Die Reizblase entsteht, weil der normale Dehnungsreiz bei Füllung der Blase Mißempfindungen verursacht. Verantwortlich dafür sind seelisch-nervöse Fehlfunktionen, Verkrampfungen, hormonelle Störungen vor allem in den Wechseljahren, Blasen- und Nierenleiden, Prostataerkrankungen, Gebärmuttersenkung, zuweilen auch Nervenleiden wie Multiple Sklerose oder Verkalkung der Hirngefäße im Alter.

Ursachen

Die Reizung führt zu abnorm häufigem Harndrang, wobei jedoch nur geringe Harnmengen entleert werden. Oft treten noch krampfartige Schmerzen in der Blasengegend auf.

Symptome

Behandelt werden die bei Blasenentzündung genannten Symptom- und Kausalzonen. Vor allem die seelisch-nervösen Ursachen lassen sich dadurch günstig beeinflussen.

Reflexzonentherapie

Sie wird fachlich je nach Ursachen verordnet. Unter anderem kommen Neuraltherapie, Akupunktur, Homöopathie, Arzneimittel mit Vitamin E und Kürbiskernen, Sitzbäder und warme Heublumenauflagen auf Blase und Kreuzbein in Frage.

    Bei stärkeren psychischen Komponenten, die auf Entspannung und Autosuggestion nicht ausreichend ansprechen, kann fachliche Psychotherapie notwendig werden.

Zusatztherapie

Bettnässen

Die unkontrollierte, vor allem nächtliche Blasenentleerung kann aus seelischen oder organischen Ursachen entstehen.

Ursachen

Psychische Faktoren führen vor allem bei Kindern zum Bettnässen. Dazu gehören insbesondere Erziehungsfehler, wie Vernachlässigung, übertriebene Strenge, Lieblosigkeit; aber auch andere psychische Probleme können sich durch Bettnässen bemerkbar machen.

Ehe man von seelischen Faktoren ausgeht, müssen organische Ursachen, wie Mißbildungen der Harnorgane, ausgeschlossen werden. Bei Erwachsenen deutet Bettnässen meist auf Blasen- oder Prostataentzündung oder ein Nervenleiden hin.

Symptome

Die Harnentleerung kann nicht willentlich beherrscht werden, es kommt zum nächtlichen Einnässen, manchmal auch am Tag. Bei Kindern bis zum 3. Lebensjahr ist Einnässen normal.

Reflexzonen-therapie

Funktionelle Störungen, die zum Bettnässen führen, lassen sich durch Fußreflexzonenmassage oft gut beeinflussen. Dazu behandelt man morgens mit dem Grundgriff die Kausalzonen der unteren Wirbelsäule, des Zwerchfells und der Drüsen. Abends werden die Symptomzonen der Harn-

*Muskel-, Gelenk-
und Wirbelsäulen-
zone
s. Abb. Seite 35*

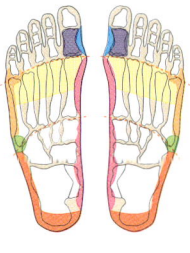

*Zonen der Atmungs-
organe
s. Abb. Seite 25f.* ▶

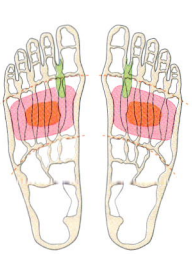

*Drüsenzonen
s. Abb. Seite 30f.*

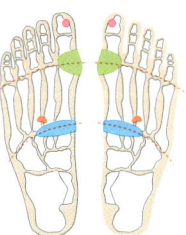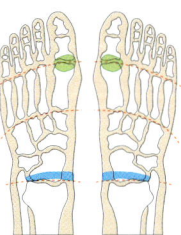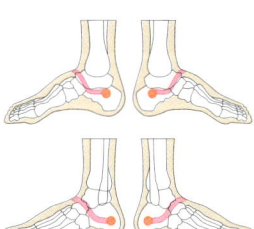

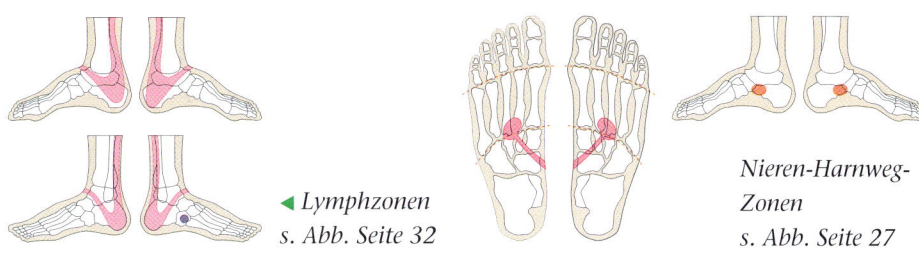

◄ *Lymphzonen*
s. Abb. Seite 32

Nieren-Harnweg-Zonen
s. Abb. Seite 27

leiter, Blase, Beckenlymphbahnen, des Leistenkanals und der Geschlechtsorgane mit dem Sedierungsgriff massiert, um nächtliches Einnässen zu verhüten.

Organische Ursachen des Bettnässens werden gezielt nach fachlicher Verordnung behandelt, zum Beispiel durch individuelle Homöopathie. Bei seelisch-nervösen Faktoren kann Entspannung mit Autosuggestion versucht werden, ergänzt durch Arzneimittel mit der Heilpflanze Johanniskraut. Ernstere seelische Probleme erfordern eine fachliche Psychotherapie, die zum Teil mit der ganzen Familie durchgeführt werden muß.

Zusatztherapie

Menstruationsstörungen

Die Monatsblutung der Frau im gebärfähigen Alter führt normalerweise nur zu leichten Befindlichkeitsstörungen. Treten stärkere Beschwerden auf, muß eine fachliche Untersuchung veranlaßt werden.

Die normalen Begleiterscheinungen der Monatsblutung erklären sich aus den hormonellen und seelisch-nervösen Veränderungen.

Ursachen

Abnorme Beschwerden können bei ausgeprägten hormonellen oder seelischen Störungen, Unterentwicklung oder Senkung der Gebärmutter, Entzündungen und Geschwülsten der weiblichen Geschlechtsorgane, Blutarmut, anderen Mangelkrankheiten oder allgemeinen Erschöpfungszuständen entstehen.

Beim prämenstruellen Syndrom mit Beschwerden vor der Monatsblutung liegen neben hormonellen und psychischen Faktoren oft Vitamin-B_6-Mangelzustände oder eine gestörte Verwertung hochungesättigter Fettsäuren zugrunde.

Symptome

Die normale Monatsblutung wird von allgemeinem Unbehagen, Kopfschmerzen, Ziehen im Kreuz und Unterleib und seelisch-nervösen Reaktionen begleitet. Bei der Dysmenorrhoe sind diese Beschwerden deutlich verstärkt. Als weitere Symptome können zu starke und lange, zu seltene und schwache oder ganz ausbleibende Blutungen auftreten.

Das prämenstruelle Syndrom führt zu Kopfschmerzen, Schmerzen in den Brüsten und im Unterleib, Flüssigkeitsansammlung im Gewebe, Gewichtszunahme und unreiner Haut. Als seelisch-nervöse Beschwerden treten vor allem Gereiztheit, Stimmungsschwankungen, Depressionen, Aggressivität und Leistungsschwäche auf. Typisch ist, daß alle Beschwerden mit der einsetzenden Blutung wieder verschwinden.

Die Fußreflexzonenmassage harmonisiert die Funktionen der Geschlechtsorgane, das vegetative Nervensystem und indirekt auch das Seelenleben. So können Menstruationsbeschwerden deutlich gelindert werden.

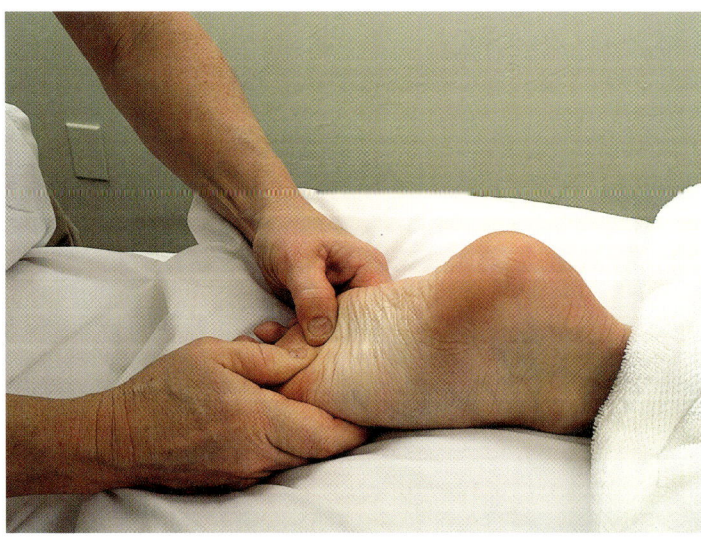

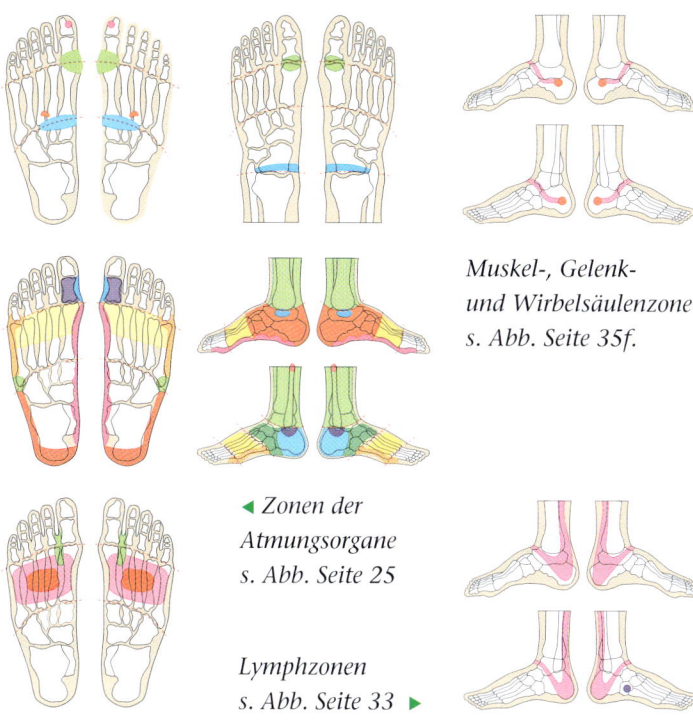

*Drüsenzonen
s. Abb. Seite 30f.*

*Muskel-, Gelenk-
und Wirbelsäulenzone
s. Abb. Seite 35f.*

◄ *Zonen der
Atmungsorgane
s. Abb. Seite 25*

*Lymphzonen
s. Abb. Seite 33* ►

Die Therapie erfolgt an den Symptomzonen der Geschlechtsorgane, Eileiter und Lymphbahnen des Beckens,
die mit dem Grundgriff, bei stärkeren Beschwerden mit
dem Sedierungsgriff behandelt werden. Zusätzlich beeinflußt man mit dem Grundgriff die Kausalzonen aller Drüsen, der unteren Wirbelsäule, des Zwerchfells und Beckens.
Als Reaktion auf die Massage der Fußreflexzonen treten oft
vorübergehend Ausfluß oder Veränderungen des Monats-
zyklus auf, die aber ohne Bedeutung bleiben und nicht behandelt werden müssen.

**Reflexzonen-
therapie**

Nach fachlicher Anweisung kann die Behandlung durch
pflanzliche und homöopathische Medikamente erfolgen.
Beim prämenstruellen Syndrom sind oft Kapseln mit
Nachtkerzenöl oder Vitamin B_6 angezeigt. Die seelisch-ner-
vösen Faktoren sollten mit Entspannung, Meditation und
Autosuggestion abgebaut werden.

Zusatztherapie

Rheumatische Krankheiten

Der Oberbegriff Rheumatismus umfaßt über 100 verschiedene Erkrankungen. Sie betreffen Gelenke, Muskeln, Sehnen, Sehnenscheiden, Wirbelsäule und teilweise auch die Nerven. Reizungen und Entzündungen gehören ebenso wie vorzeitige Abnutzungserscheinungen und abnorme Verlagerungen von Skelettstücken dazu.

Die Reflexzonenmassage am Fuß versucht, den Organismus zur Selbstheilung anzuregen, um die Rheumaursachen zu beseitigen.

Rheumatismus allgemein

Die verschiedenen rheumatischen Krankheitsbilder können den gesamten Stütz- und Bewegungsapparat betreffen. Manche Erkrankungen verlaufen akut, andere schleichend mit zunehmenden Schmerzen und eingeschränkter Beweglichkeit. Einige besonders häufige rheumatische Krankheiten werden später gesondert behandelt. Im folgenden wird zunächst die Rheumatherapie allgemein vorgestellt. Die Reflexzonenmassage am Fuß wird dabei als Basistherapie und zur Symptomlinderung durchgeführt.

Reflexzonentherapie

Die Grundbehandlung richtet sich gegen die Ursachen rheumatischer Erkrankungen, die durch Aktivierung der körpereigenen Selbstheilungsregulationen beseitigt werden sollen.

Behandelt werden die Kausalzonen von Schultergürtel, oberen und Becken-Lymphbahnen, Wirbelsäule, Nieren, Nebennieren, Milz, Leber und Zwerchfell. Darüber hinaus muß untersucht werden, ob chronische Krankheitsherde, vor allem an Zahnwurzeln oder Mandeln, bestehen, die ebenfalls als wichtige Rheumaursachen gelten. Ihre Behandlung erfolgt bei Bedarf zusätzlich über die entsprechenden Kopfzonen an den Zehen. Die Kausaltherapie wird immer mit dem Grundgriff durchgeführt. Längere Behandlung ist erforderlich, um die Ursachen so gut wie möglich zu beeinflussen; keinesfalls darf die Kausaltherapie nach Besserung der Symptome abgebrochen werden.

Die Reflexzonenmassage fördert die Ausscheidung von Schlacken, die aus der Sicht der Naturmedizin eine wichtige ursächliche Rolle bei Rheumatismus spielen.

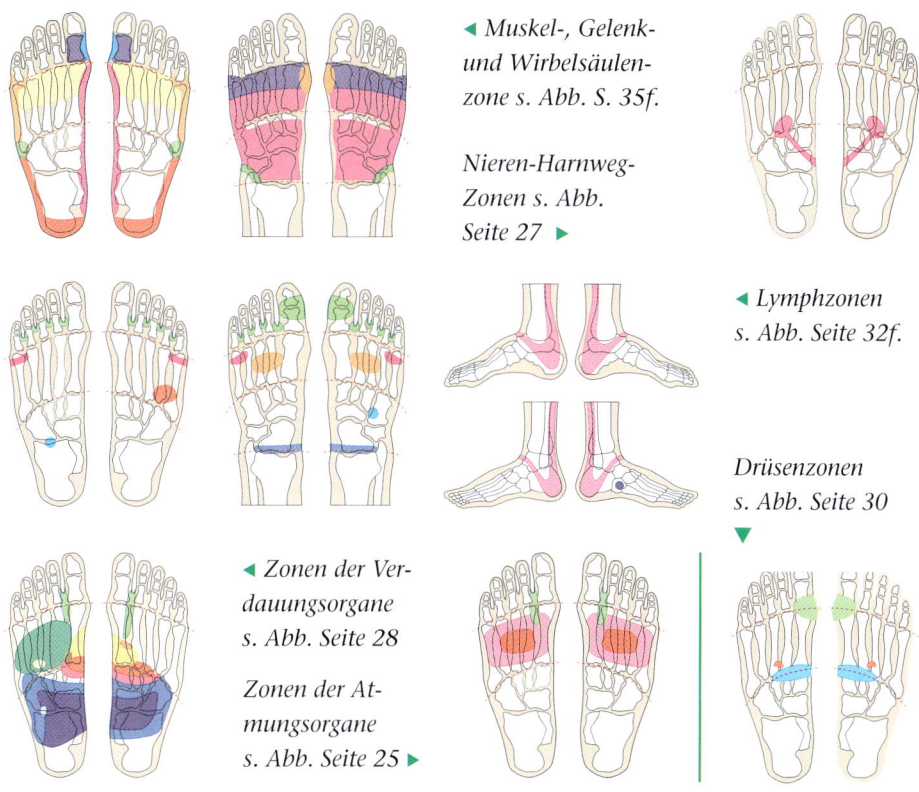

◄ *Muskel-, Gelenk- und Wirbelsäulen- zone s. Abb. S. 35f.*

Nieren-Harnweg- Zonen s. Abb. Seite 27 ►

◄ *Lymphzonen s. Abb. Seite 32f.*

Drüsenzonen s. Abb. Seite 30
▼

◄ *Zonen der Ver- dauungsorgane s. Abb. Seite 28*

Zonen der At- mungsorgane s. Abb. Seite 25 ►

Die Basistherapie an den Reflexzonen ist auch vorbeugend möglich, wenn eine bekannte Veranlagung zu Rheuma- tismus besteht. In solchen Fällen kann die regelmäßige Reflexzonenmassage die Krankheit unter Umständen ver- hüten oder wenigstens ihren Beginn verzögern.

Gegen die rheumatischen Beschwerden ergänzt man die Reflexzonenmassage am Fuß durch Behandlung der Symptomzonen. Beeinflußt werden alle Zonen, die mit einem erkrankten Organ in reflektorischer Beziehung ste- hen, bei Rheuma am Kniegelenk also zum Beispiel die Zonen der Beine. Dazu wendet man anfangs den Sedie- rungsgriff an, bis sich die Symptome gebessert haben, danach führt man die symptomatische Therapie mit dem Grundgriff fort.

Reflexzonen- Symptom- therapie

Beachten Sie

> Rheumatische Krankheiten erfordern eine naturmedizinische Ganzheitstherapie, Reflexzonenmassage allein ist nicht ausreichend.

Zusatztherapie

Bei starken Schmerzen sind entsprechende Medikamente unverzichtbar, die Dosis kann aber dank der Reflexzonentherapie oft deutlich reduziert werden.

Die Naturmedizin verwendet zur Grundbehandlung individuelle Homöopathie, verschiedene Heilpflanzen und Diät. Darüber hinaus stehen zahlreiche andere Naturheilverfahren zur Verfügung, vor allem Akupunktur, Enzym-, Neural-, Thymus-, Eigenblut-, Baunscheidt-, Elektro-, Magnetfeldtherapie, Akupunktur, Wasseranwendungen und die Sanierung von Krankheitsherden. Die individuell notwendigen Heilverfahren werden fachlich verordnet.

Gelenkabnutzung und -entzündung

Die Entzündung eines Gelenkes kann in jedem Lebensalter beginnen, Abnutzungserscheinungen machen sich mit zunehmendem Alter vermehrt bemerkbar.

Ursachen

Entzündungen einzelner oder mehrerer Gelenke entstehen bei Rheumatismus, Gelenkverletzung mit Infektion, Knochenentzündung oder Verschleppung von Erregern aus chronischen Krankheitsherden. Bei unsachgemäßer Therapie gehen sie ins chronische Stadium über und zerstören die Gelenkstruktur.

Abnutzungserscheinungen betreffen hauptsächlich die großen Ellbogen-, Schulter-, Hüft- und Kniegelenke. Sie treten bei angeborener Minderwertigkeit des Gelenkknorpels, chronischen Gelenkentzündungen, Verletzungen oder dauernder Fehl- und Überbelastung von Gelenken auf. Bewegungsmangel fördert häufig die Arthrose, weil die zu wenig beanspruchten Gelenke „einrosten".

Schmerzen, Schwellung und Rötung an einzelnen oder mehreren Gelenken kennzeichnen die Entzündung; oft kommt Fieber hinzu. Bei Abnutzungserscheinungen bestehen anfangs vorübergehend leichte ziehende Gelenkschmerzen. Im Lauf der Zeit werden sie stärker; besonders morgens nach dem Aufstehen und nach längerem Sitzen fällt es schwer, wieder „in Gang" zu kommen.

Bei fortgeschrittener Arthrose schwellen die Gelenke an, die Beweglichkeit wird zunehmend eingeschränkt. Zwischendurch können immer wieder akute Gelenkentzündungen aufflammen. Schließlich ist die Gelenkstruktur so stark zerstört, daß das Gelenk zu versteifen droht.

Symptome

Zur Linderung der Schmerzen und Anregung der Selbstheilungsregulationen wendet man bei der Selbsthilfe am besten die Reflexzonenmassage aller Fußzonen mit dem Grundgriff an.

Stärkere Beschwerden an einzelnen Gelenken können über die Symptomzonen der Schulter-, Ellbogen- oder Hüftgelenke sowie über die Zonen der anderen Gelenke oberhalb der Fußknöchel am Unterschenkel mit dem Sedierungsgriff beeinflußt werden.

**Reflexzonen-
therapie**

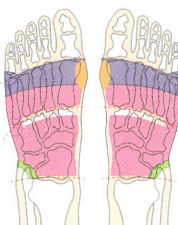 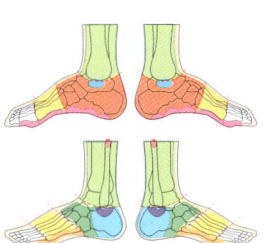

*Muskel-, Gelenk-
und Wirbelsäulen-
zone
s. Abb. Seite 35f.*

Nach individueller Verordnung werden verschiedene andere Naturheilverfahren angewendet, die bei Rheumatismus bereits genannt wurden. Infektionen können Antibiotika erforderlich machen, bei stärkeren Schmerzen sind zunächst schmerzlindernde chemische Medikamente notwendig.

Zusatztherapie

Gicht

Diese „Luxuskrankheit" nahm in den letzten 40 Jahren um etwa 2000 % zu, weil sie in enger Beziehung zu der Zivilisationskost steht. Bevorzugt betrifft sie übergewichtige Menschen.

Ursachen

Grundlage bildet die angeborene oder im Lauf des Lebens eingetretene Störung des Harnsäurestoffwechsels. Zur akuten Gicht kommt es aber oft erst durch die übliche Fehlernährung, die übermäßig Harnsäure erzeugt. Häufig spielt auch noch Alkoholmißbrauch eine Rolle. Beim Anstieg der Harnsäure-Blutspiegel wird die Säure in winzigen Kristallen ausgefällt, die zunächst bevorzugt in Gelenken, später in Knorpel, Haut, Nieren und Darm eingelagert werden.

Symptome

Der erste Gichtanfall beginnt meist bald nach dem 30. Lebensjahr, fast immer am Großzehengelenk. Heftige Schmerzen, Schwellung und Rötung sind typisch, oft auch Frösteln und Fieber. Der Anfall beginnt meist nachts oder am frühen Morgen und kann beim Aufstehen verschwunden sein, aber in den folgenden Nächten wiederkehren; zum Teil dauert er mehrere Tage.

Im weiteren Krankheitsverlauf befällt die Krankheit auch andere Gelenke; chronische Schmerzen stellen sich ein, die Gelenke werden bis zur Gebrauchsunfähigkeit geschädigt. In Haut, Ohrknorpel und anderen Geweben bilden die Harnsäurekristalle Gichtknoten, die geschwürig aufbrechen können. Im Nierenbecken können Harnsäuresteine entstehen, bei Darmgicht kommt es zu heftigen Koliken.

Reflexzonentherapie

Zur Linderung der Symptomatik und vermehrten Harnsäureausschwemmung werden die Nieren-, Blasen- und Harnleiterzonen behandelt. Spezielle Symptomzonen der Großzehengelenke gibt es nicht; wenn die Gicht aber andere Gelenke befällt, können zusätzlich deren Symptomzonen beeinflußt werden.

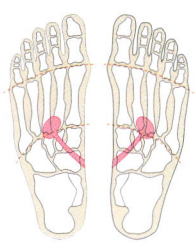 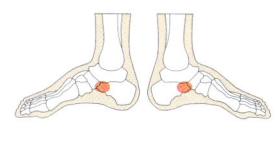

Nieren-Harnweg-Zonen
s. Abb. Seite 27

s. Abb. Seite 27

Unverzichtbar zur Grundbehandlung ist individuelle Diät sowie der Abbau von Übergewicht und strikter Alkoholverzicht. Medikamentös wendet man harntreibende Heilpflanzen, wie Birke, Brennessel, Löwenzahn, Wacholder, und individuell ausgewählte Homöopathie an. Ferner kommen die bei Rheumatismus genannten Naturheilverfahren in Betracht, um die örtliche Symptomatik zu lindern.

Zusatztherapie

Wirbelsäulenbeschwerden

Erkrankungen an der Wirbelsäule kommen heute häufig vor. Hauptsächlich betreffen sie die Hals- und Lendenwirbelsäule. Nicht selten leiden bereits jüngere Menschen daran, aber mit zunehmendem Alter treten die Beschwerden vermehrt auf.

Sie lassen sich nicht immer genau diagnostizieren; zu denken ist vor allem an vorzeitige Abnutzung von Wirbeln und Bandscheiben durch anlagebedingte Schwäche, Bewegungsmangel, chronische Fehlhaltungen oder Überbelastung. Ferner spielen häufig seelisch-nervöse Faktoren eine Rolle, die durch chronische Verspannung der Nacken- und Rückenmuskulatur zu Schmerzen und eingeschränkter Beweglichkeit beitragen.

Ursachen

Halswirbelschäden führen zu Kopfschmerzen, Schwindel, Verspannungen und Schmerzen im Nacken und Schultergürtel, teilweise sogar zu Seh- und Hörstörungen. Bei Schäden an der Lendenwirbelsäule kommt es zu Kreuz-

Symptome

schmerzen. Der Hexenschuß wird gekennzeichnet durch plötzlich einschießende heftige Kreuzschmerzen, die oft durch ungeschickte Bewegungen ausgelöst und durch Husten, Niesen und Lachen verschlimmert werden.

Ischias beginnt akut heftig oder entwickelt sich allmählich. Die Schmerzen strahlen in Gesäß, Hüfte, Oberschenkel oder hinten am Bein hinab bis zu den Zehen aus. Der Ischiasschmerz kann chronisch bestehen und sich allmählich verschlimmern; als schwerste Komplikation droht ein Bandscheibenvorfall mit Lähmungen.

**Reflexzonen-
therapie**

Bei Beschwerden, die von der Halswirbelsäule ausgehen, behandelt man die Symptomzonen von Kopf, Nacken, Halswirbelsäule und Schultergürtel intensiv in kurzen Abständen bis zur Besserung mit dem Sedierungsgriff, danach bis zur Heilung mit dem Grundgriff. Außerdem werden die Kausalzonen der unteren Wirbelsäule und des Zwerchfells beeinflußt.

Kreuzschmerzen, Hexenschuß und Ischias sprechen zunächst auf den Sedierungsgriff an den Symptomzonen der Lendenwirbelsäule und des Beckens gut an. Zur

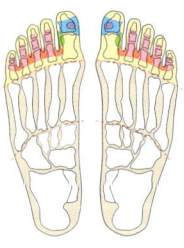 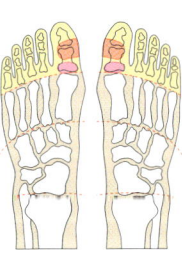

*Kopf-Hals-Organe
s. Abb. Seite 22*

*Muskel-, Gelenk-
und Wirbelsäulen-
zone s. Abb.
Seite 35f.*

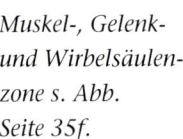 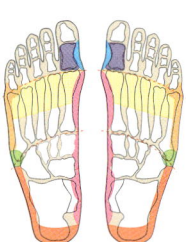 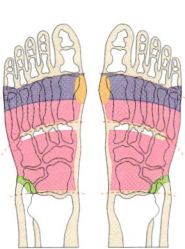 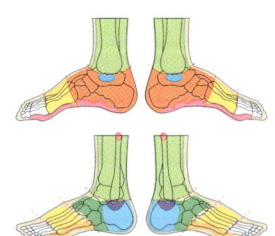

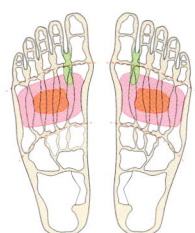
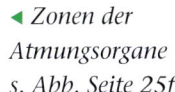

◄ *Zonen der Atmungsorgane s. Abb. Seite 25f.*

Lymphzonen s. Abb. Seite 32 ►

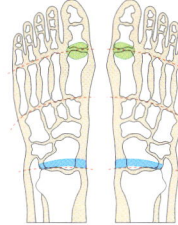
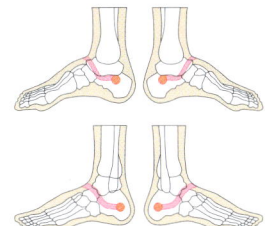

◄ *Zonen der Verdauungsorgane s. Abb. Seite 28*

Nieren-Harnweg-Zonen s. Abb. Seite 27 ►

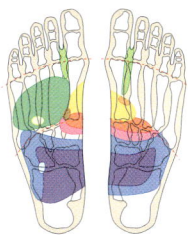
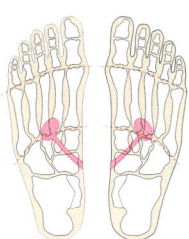

Langzeittherapie behandelt man mit dem Grundgriff diese Symptomzonen und zusätzlich die Kausalzonen von oberer und mittlerer Wirbelsäule, Lymphbahnen des Beckens, Zwerchfell, Geschlechtsorganen, Leber und Nieren.

Tip

Mit der Reflexzonentherapie können Sie Schäden an der Wirbelsäule vorbeugen. Dies empfiehlt sich vor allem in solchen Fällen, wo eine familiäre Häufung solcher Erkrankungen bekannt ist oder häufige Fehl- und Überbelastungen der Wirbelsäule zu erhöhtem Risiko führen.

Zusatztherapie

Die Naturmedizin kann Wirbelsäulenschäden auf verschiedene Weise bessern, bei rechtzeitiger Anwendung auch heilen. Die Verordnung dieser Maßnahmen muß durch den erfahrenen Therapeuten erfolgen. In Frage kommen vor allem individuelle Homöopathie, pflanzliche Arzneimittel zur inneren und äußerlichen Anwendung, Chirotherapie, Neuraltherapie, Baunscheidtismus, Eigenblutinjektionen,

Akupunktur, Elektro-, Magnetfeldtherapie und verschiedene Kneippsche Wasseranwendungen.

Schonung der Wirbelsäule ist allenfalls bei akuten Beschwerden erforderlich, nach Besserung muß mit der Bewegungstherapie begonnen werden, um die Beweglichkeit zu erhalten und die stützende Rückenmuskulatur zu kräftigen.

Da bei Rücken- und Kreuzschmerzen auch seelisch-nervöse Verspannungen häufig eine Rolle spielen, kann zusätzlich Entspannungstherapie oder fachliche Psychotherapie angezeigt sein. Die chirurgische Behandlung bei Bandscheibenschäden ist sofort notwendig, wenn ein Vorfall zur Lähmung führt.

Augen- und Ohrenleiden

Erkrankungen der Augen und Ohren sind mit der Reflexzonentherapie am Fuß nur bedingt beeinflußbar. Oft eignen sich andere Heilverfahren der Naturmedizin besser. Versuchsweise läßt sich die Reflexzonenmassage am Fuß vor allem bei grauem und grünem Star, Ohrenschmerzen und Ohrgeräuschen einsetzen. In allen Fällen muß aber stets der Therapeut zugezogen werden.

Ohrenschmerzen

Schmerzen im Ohr treten ein- oder beidseitig auf und können sehr quälend werden.

Beachten Sie

Ohrenschmerzen sind immer als Symptom einer anderen Krankheit zu verstehen, die zunächst fachlich diagnostiziert werden muß, ehe eine gezielte Behandlung möglich ist.

Ohrenschmerzen entstehen meist durch Entzündungen am äußeren Ohr, im Gehörgang oder Mittelohr. Zu denken ist auch an Rachen- und Kehlkopferkrankungen mit Schmerzen, die in die Ohren ausstrahlen.

Ursachen

Die Schmerzen im Ohr werden als an- und abschwellend, dumpf, drückend oder stechend erlebt. Sie treten unterschiedlich stark ein- oder beidseitig im Ohr und seiner Umgebung auf. Fieber und Schwellungen können als Begleitsymptome bestehen. Hinzu kommen zum Teil noch Kopfschmerzen oder Nervenschmerzen im Gesicht.

Symptome

Selbsthilfe ist bei Ohrenschmerzen zur Soforthilfe möglich, danach muß bald die fachliche Untersuchung erfolgen. Behandelt werden mit dem Sedierungsgriff die Symptomzonen der Ohren, des Warzenfortsatzes, der seitlichen Lymphbahnen und des Nasen-Rachen-Raums; zunächst beeinflußt man sie in kurzen Abständen intensiv bis zur Besserung. Zusätzlich massiert man mit dem Grundgriff die Kausalzonen der oberen Lymphbahnen, Zähne, Milz, des Zwerchfells und Blinddarms. Bei Bedarf können auch noch die Magen-Darm-Zonen behandelt werden.

**Reflexzonen-
therapie**

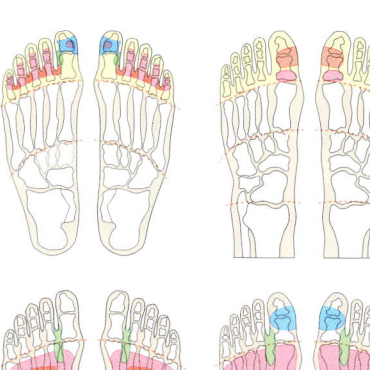

*Kopf-Hals-Organe
s. Abb. Seite 22*

*Zonen der Atmungs-
organe
s. Abb. Seite 25f.*

Lymphzonen
s. Abb. Seite 32f.

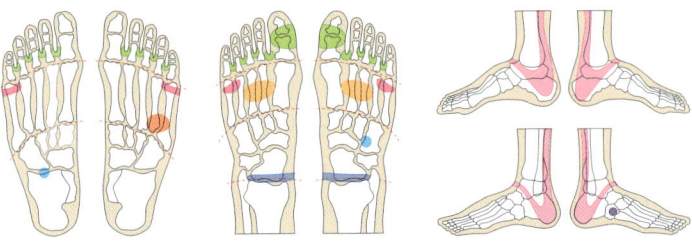

Zusatztherapie

Sie richtet sich nach den Ursachen und wird immer fachlich verordnet. Neben örtlicher Behandlung durch Ohrentropfen mit schmerz- und entzündungslindernder Wirkung empfehlen sich die individuell richtigen homöopathischen Wirkstoffe und Auflagen mit Bockshornklee oder Heublumen auf die Ohren. Manchmal sind Antibiotika oder chirurgische Eingriffe unvermeidlich.

Ohrgeräusche

Abnorme Geräusche im Ohr ohne reale äußere Sinnesreize (Tinnitus) kommen heute vermehrt vor. Ihre Therapie erweist sich oft als problematisch, weil die Ursachen nicht genau geklärt sind.

Wichtig

Fachliche Hilfe ist bei Ohrgeräuschen sofort notwendig, denn je früher die Behandlung beginnt, desto günstiger sind die Heilungschancen.

Ursachen

Die deutliche Zunahme der Patienten mit Ohrgeräuschen wird meist als Folge von Streß, anderen seelisch-nervösen Einflüssen und der verbreiteten chronischen Lärmbelastung erklärt. Diese Ursachen führen wahrscheinlich zu einer Verkrampfung von Blutgefäßen im Ohr, die das Krankheitsbild auslöst.

Als organische Ursachen diskutiert man Erkrankungen der Ohren und des Nasen-Rachen-Raums, Arterienverkalkung der Ohrgefäße mit Durchblutungsstörungen, oft auch Erkrankungen der Halswirbelsäule.

Die abnormen Ohrgeräusche treten ohne äußere Sinneseindrücke auf, entstehen also im Ohr selbst. Typisch sind Brummen, Klingen, Sausen und Zischen. Die Geräusche können anfallsweise oder dauernd bestehen. Bei chronischem Verlauf stellen sie meist eine schwere psychische Belastung dar.

Symptome

Zur symptomatischen Behandlung empfiehlt sich die Massage der Fußzonen von Ohren und Warzenfortsatz mit dem Sedierungsgriff, bei chronischem Verlauf mit dem Grundgriff. Dadurch erzielt man oft eine deutliche und anhaltende Linderung der Ohrgeräusche.

Reflexzonentherapie

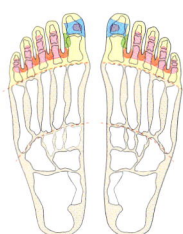

*Kopf-Hals-Organe
s. Abb. Seite 22*

Die Ursachen können über die bei Ohrenschmerzen genannten Kausalzonen beeinflußt werden. Oft erweist es sich aber als wirksamer, die Durchblutungs- und Energieverhältnisse und die Funktionen des vegetativen Nervensystems ganzheitlich durch Behandlung aller Fußreflexzonen mit dem Grundgriff zu verbessern.

Wenn krankhafte organische Ursachen nachzuweisen sind, werden sie gezielt nach Verordnung mit verschiedenen Naturheilverfahren behandelt. Unter anderem kommen dazu Homöopathie, durchblutungsfördernde pflanzliche Arzneimittel, Akupunktur, Neural-, Chirotherapie, Schröpfen am Nacken, Elektrotherapie, Sauerstoff- und Ozonanwendungen in Frage. In unklaren Fällen ohne erkennbare

Zusatztherapie

organische Ursachen behandelt man durch Entspannung, Meditation und Autosuggestion. Wenn keine Besserung erreicht wird, kann der Tinnitus-Masker helfen, ein elektromedizinisches Gerät, das die quälenden Ohrgeräusche durch angenehme Töne überdeckt.

Grauer Star

Diese Trübung der Augenlinsen tritt hauptsächlich im Alter auf, manchmal aber auch in jungen Jahren. Sie kann nur aufgehalten, aber nicht mehr rückgängig gemacht werden. In fortgeschrittenen Fällen bleibt nur die Operation mit Entfernung der getrübten Linse und Implantation einer künstlichen Linse.

Reflexzonenmassage und andere Naturheilverfahren können den Verlauf hemmen, so daß die Operation erst später notwendig wird.

Ursachen

Vermutlich erklärt sich die Linsentrübung aus einer lokalen Stoffwechselstörung, die im Alter und bei Zuckerkrankheit gehäuft eintritt.

Im Einzelfall spielen Augenschäden durch hohe Temperaturen, UV-Strahlenschäden, Verletzungen der Augen und andere Erkrankungen an den Augen eine Rolle. Bei Neugeborenen kann der graue Star durch eine Entwicklungsstörung im Mutterleib verursacht worden sein.

Symptome

Die Linsentrübung verläuft schleichend und schränkt das Sehvermögen immer weiter ein, bis schließlich nur noch Hell-Dunkel-Unterschiede wahrgenommen werden.

Reflexzonentherapie

Zur notwendigen Langzeittherapie wendet man den Grundgriff an den Symptomzonen von Augen und Kopf und an den Kausalzonen der Nieren und oberen Lymphwege an.

Diese Behandlung muß regelmäßig erfolgen, damit eine ausreichende Wirkung erzielt wird.

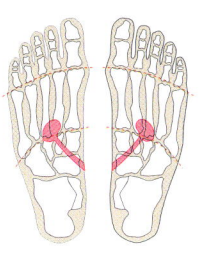

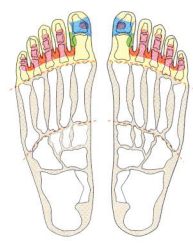

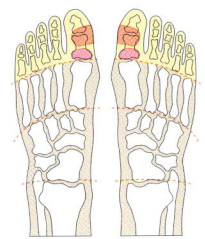

Kopf-Hals-Organe s. Abb. Seite 22

▲ *Nieren-Harnweg-Zonen s. Abb. Seite 27*

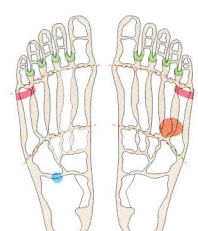

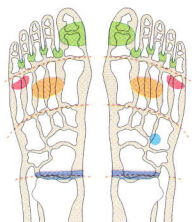

Lymphzonen s. Abb. Seite 32f.

Die Naturmedizin setzt homöopathische und biochemische Wirkstoffe ein, um den Augenstoffwechsel zu verbessern. Außerdem empfiehlt sich eine streng vegetarische Dauerdiät. In fortgeschrittenen Fällen mit stark behindertem Sehvermögen muß chirurgisch behandelt werden.

Zusatztherapie

Grüner Star

Bei dieser Krankheit erhöht sich der Augeninnendruck akut oder chronisch-schleichend, und es besteht immer das Risiko der Erblindung. Zur Vorsorge empfiehlt sich die fachärztliche Messung des Augendrucks in regelmäßigen Abständen ab dem 40. Lebensjahr.

Grüner Star entsteht aus verschiedenen, nicht immer genau zu klärenden Ursachen, zum Beispiel behindertem Abfluß des Kammerwassers. In vielen Fällen scheinen auch seelische Belastungen eine Rolle als Auslöser zu spielen. Der erhöhte Druck kann Netzhaut und Sehnerv derart schädigen, daß es bei akuten Anfällen innerhalb weniger Tage, bei chronischem Verlauf nach längerer Zeit zur

Ursachen

Erblindung kommt. Die einmal eingetretenen Augenschäden lassen sich nicht mehr rückgängig machen.

Symptome

Der akute Anfall führt zu heftigen Schmerzen in Augen und Stirn, Übelkeit, Erbrechen, Nebel- und Regenbogensehen um Lichtquellen und rapide nachlassendem Sehvermögen. Bei chronischem Verlauf bestehen lange Zeit keine eindeutigen Symptome, die Sehkraft läßt allmählich nach. Die Massage der Fußreflexzonen kann bei grünem Star die Wirkung der anderen Heilverfahren verbessern.

Reflexzonen-therapie

Behandelt werden die Symptomzonen von Augen, Kopf und Nebenhöhlen sowie die Kausalzonen von Halswirbelsäule, Schultergürtel, oberen Lymphbahnen, Zwerchfell und Nieren. Dazu wird stets der Grundgriff angewendet.

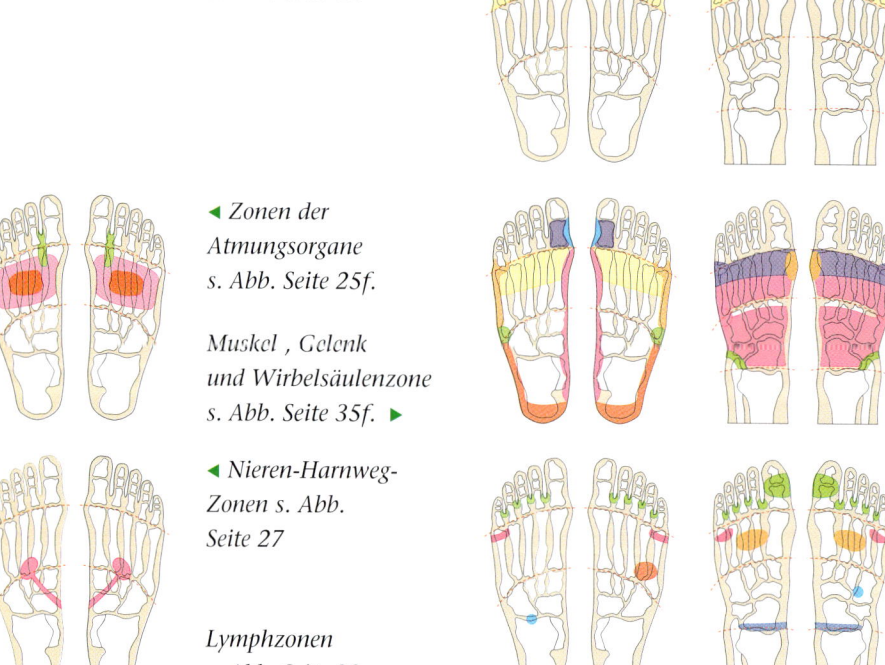

Kopf-Hals-Organe
s. Abb. Seite 22

◄ *Zonen der*
Atmungsorgane
s. Abb. Seite 25f.

Muskel , Gelenk
und Wirbelsäulenzone
s. Abb. Seite 35f. ►

◄ *Nieren-Harnweg-*
Zonen s. Abb.
Seite 27

Lymphzonen
s. Abb. Seite 32 ►

Beachten Sie

> Beim akuten Anfall muß sofort der Facharzt aufgesucht werden.

Zusatztherapie

Der akute Anfall mit starker Druckerhöhung erfordert intensive Klinikbehandlung, damit das Sehvermögen erhalten werden kann. Bei chronischem grünem Star kann der Naturmediziner verschiedene homöopathische Mittel, Neuraltherapie, Akupunktur und bei seelisch-nervösen Faktoren auch Entspannung oder Psychotherapie verordnen. Genügt dies nicht, werden drucksenkende Augentropfen angewendet.

Seelisch-nervöse Erkrankungen

Die harmonisierende Wirkung der Reflexzonenmassage bewährt sich meist gut bei den verbreiteten Störungen des vegetativen Nervensystems mit Nervosität und behindertem Schlaf. Ferner können Kopf- und Nervenschmerzen oft durch Behandlung der Reflexzonen beeinflußt werden.

Nervosität

Unter diesen Sammelbegriff fallen verschiedene körperliche und psychische Störungen, bei denen die Funktionen des vegetativen Nervensystems beeinträchtigt sind. Die Therapie erweist sich zum Teil als schwierig, will man nicht massiv durch chemische Arzneimittel die Symptomatik unterdrücken.

Tip

> Da auch körperliche Ursachen hinter der Nervosität stehen können, sollte grundsätzlich bei anhaltenden Beschwerden fachlich untersucht werden.

Ursachen

Nervosität kann anlagebedingt sein; vor allem sensible Menschen müssen oft damit leben. Wenn sich die Nervosität im Lauf des Lebens entwickelt, stehen häufig ungünstige Erfahrungen in der Kindheit oder im späteren Leben, Sorgen, Konflikte und zu hoher Streß dahinter. Als organische Ursachen kommen hormonelle Einflüsse, vor allem in der Pubertät und während der Wechseljahre, Mißbrauch von Alkohol, Koffein und Nikotin oder beginnende und überstandene Krankheiten in Frage.

Symptome

Die Übererregbarkeit des vegetativen Nervensystems führt vor allem zu Unruhe, Aufgeregtheit, Unrast, abnorm rascher Ermüdbarkeit bis zur Erschöpfung, Gereiztheit, Überempfindlichkeit, nervösem Schwitzen, Funktionsstörungen innerer Organe und Schlafstörungen.

**Reflexzonen-
therapie**

Zur Harmonisierung und Stärkung des vegetativen Nervensystems kann die Massage an allen Fußreflexzonen durchgeführt werden; dazu wendet man den Grundgriff an. Die gezielte Therapie kann an den Symptomzonen von Kopf und Zwerchfell mit dem Sedierungs- oder Grundgriff erfolgen. Ergänzt wird sie durch die Behandlung der Kausal-

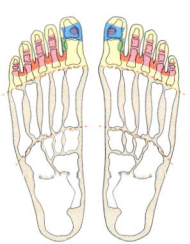

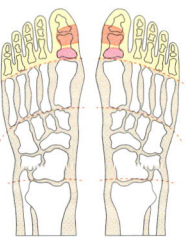

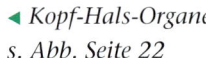

◀ *Kopf-Hals-Organe
s. Abb. Seite 22*

*Zonen der
Atmungsorgane
s. Abb. Seite 25* ▶

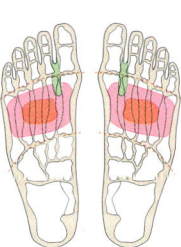

*Drüsenzonen
s. Abb. Seite 30f.*

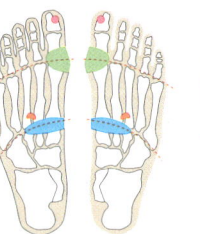

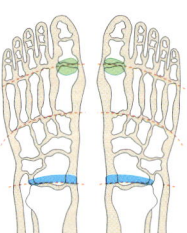

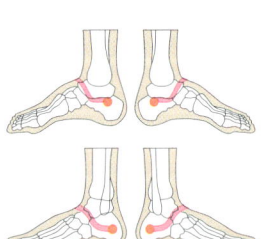

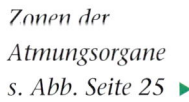

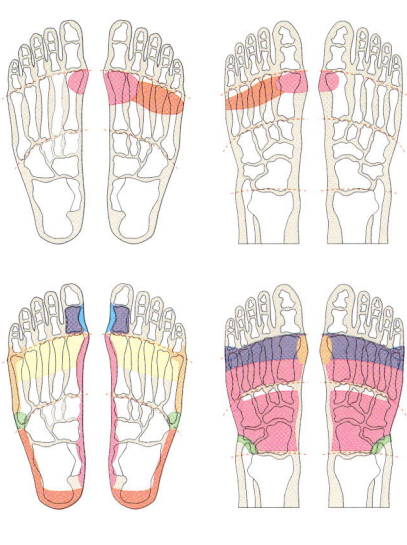

◄ *Herzzonen und Bezugszonen s. Abb. Seite 23f.*

Lymphzonen s. Abb. Seite 32 ►

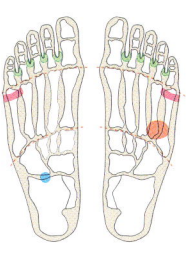

◄ *Muskel-, Gelenk- und Wirbelsäulenzone s. Abb. Seite 35f.*

Zonen der Verdauungsorgane s. Abb. Seite 28f. ►

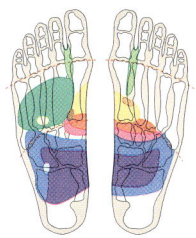

zonen von Hirnanhang- und anderen Drüsen, Herz, Schultergürtel, Brustbein, Milz, Leber und Wirbelsäule mit dem Grundgriff.

Praktisch immer empfiehlt es sich, die Reflexzonentherapie durch Entspannung, Meditation und Autosuggestion zu ergänzen. Bei Bedarf können für einige Zeit pflanzliche Beruhigungsmittel mit Baldrian, Hopfen, Johanniskraut und Melisse verabreicht werden; auf chemische Psychopharmaka sollte aber verzichtet werden.

Zusatztherapie

Schlafstörungen

Behinderungen des Schlafs sind in den westlichen Industrienationen verbreitet, etwa jeder Dritte leidet häufig oder chronisch daran.

Die bei Nervosität genannten Ursachen führen häufig auch zu Schlafstörungen. Als weitere Faktoren sind Bewegungsmangel, Störungen durch Lärm, Depressionen, falsche Betten oder Schlafräume oder zu späte, schwere Mahlzeiten zu nennen. Ferner treten Schlafstörungen bei

Ursachen

körperlichen Erkrankungen auf, vor allem Fieber, Schmerzen, Kreislaufstörungen, Arterienverkalkung mit gestörter Hirndurchblutung, Verletzungen des Gehirns oder Atemstörungen im Schlaf.

Vorsicht

Arzneimittel können Schlafprobleme nie dauerhaft lösen, sondern führen zu erheblichen Nebenwirkungen und nicht selten zur Sucht. Deshalb dürfen sie nur vorübergehend verwendet werden, wenn es unbedingt notwendig erscheint.

Symptome

Häufig bestehen Einschlafstörungen, bei denen man vor dem Einschlafen längere Zeit wach bleibt. Durchschlafstörungen führen zum Erwachen in der Nacht, man findet nur schwer erneut in den Schlaf. Bei verminderter Schlaftiefe bleibt der Schlaf wenig erholsam. Aufwachstörungen führen zum verfrühten Erwachen am Morgen.

Reflexzonentherapie

Gelegentliche Schlafstörungen lassen sich oft durch Massage der Symptomzonen des Zwerchfells mit dem Sedierungsgriff rasch bessern, zusätzlich können in gleicher Weise die Kopf- und Herzzonen behandelt werden. Wenn chronische oder häufig wiederkehrende Schlafstörungen bestehen, werden außerdem mit dem Grundgriff die Kausalzonen von Schultergürtel, Wirbelsäule, Drüsen und Leber-Gallenblasen-System regelmäßig behandelt, um die Ursachen zu überwinden.

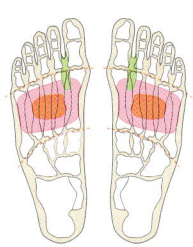

◀ *Zonen der Atmungsorgane s. Abb. Seite 25*

Kopf-Hals-Organe s. Abb. Seite 22 ▶

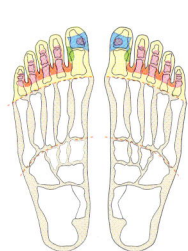
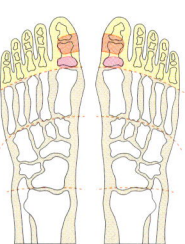

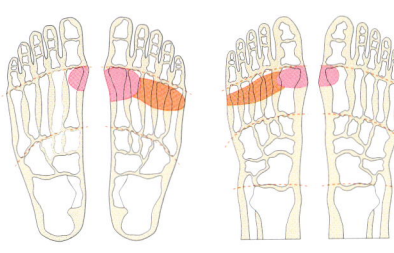

▲ *Herzzonen und Bezugszonen*
s. Abb. Seite 23f.

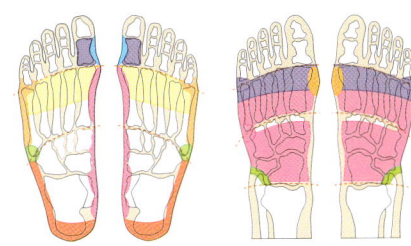

▲ *Muskel-, Gelenk- und Wirbelsäulen-*
zone s. Abb. Seite 35f.

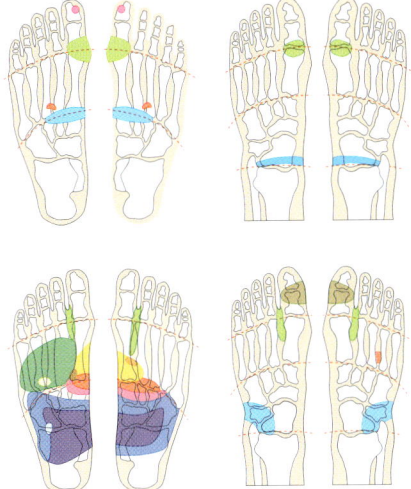

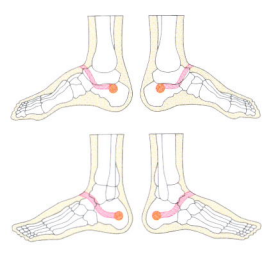

▲ *Drüsenzonen*
s. Abb. Seite 30f.

◄ *Zonen der*
Verdauungsorgane
s. Abb. Seite 28f.

Zur längeren medikamentösen Therapie kommen nur pflanzliche Schlafmittel, vor allem Baldrian und Hopfen, oder individuell verordnete Homöopathie in Frage, keine chemischen Medikamente. Weitere therapeutische Möglichkeiten richten sich nach den Ursachen und werden fachlich verordnet. Gut eignen sich unter anderem Akupunktur, Kneippsche Wasseranwendungen, Atemübungen, Entspannung, Meditation und Autosuggestion.

Zusatztherapie

Achten Sie auf eine gesunde Lebens- und Ernährungsweise mit ausreichend Bewegung. Richten Sie Ihr Schlafzimmer ansprechend ein, und statten Sie Ihr Bett gut aus.

Kopfschmerzen

Diese verbreiteten Schmerzzustände stellen keine eigenständige Erkrankung dar, sondern treten als Symptom einer anderen Störung auf. Da das Gehirn selbst schmerzunempfindlich ist, gehen die Schmerzen von den Hirnhäuten oder Hirngefäßen aus.

Ursachen

Kopfschmerzen gehören zu den vieldeutigsten Symptomen, deren zahlreiche Ursachen hier nicht alle aufgeführt werden können. Am häufigsten kommen die seelisch-nervös verursachten, durch Halswirbelschäden, Infektionen und Blutdruckstörungen ausgelösten Schmerzzustände im Kopf vor.

Beachten Sie

Die genauen Ursachen müssen bei Kopfschmerzen, die nicht nur gelegentlich aus offensichtlich banalen Ursachen entstehen, bald durch fachliche Untersuchung geklärt werden.

Symptome

Der Schmerz wird unterschiedlich empfunden, zum Beispiel als Druck, Klopfen, Pochen, Ziehen oder Schädelbrummen. Er kann Teile des Schädels oder den gesamten Kopf betreffen, akut für kurze Zeit bestehen, häufig wiederkehren oder chronisch belasten.

Reflexzonentherapie

Zunächst wendet man bis zur Besserung in kurzen Abständen den Sedierungsgriff an den Symptomzonen von Kopf, Warzenfortsatz (hinter den Ohren), Nacken und Halswirbelsäule an, danach den Grundgriff.

Die Massage der Fußreflexzonen lindert banale Kopfschmerzen meist rasch.

Genügt das nicht oder bestehen chronische Kopfschmerzen, werden mit dem Grundgriff zusätzlich die Kausalzonen von Schultergürtel, Wirbelsäule, Lymphzonen, Geschlechtsorganen und Zwerchfell, zum Teil auch noch von Zähnen und Nebenhöhlen beeinflußt.

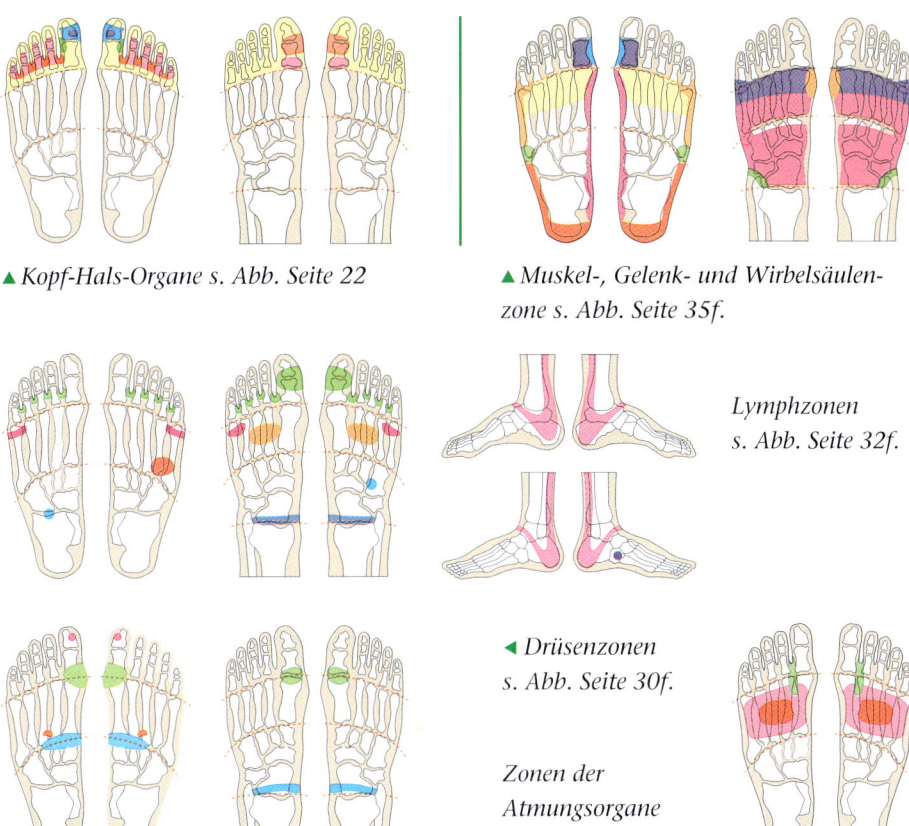

▲ *Kopf-Hals-Organe s. Abb. Seite 22*

▲ *Muskel-, Gelenk- und Wirbelsäulen-zone s. Abb. Seite 35f.*

Lymphzonen s. Abb. Seite 32f.

◄ *Drüsenzonen s. Abb. Seite 30f.*

Zonen der Atmungsorgane s. Abb. Seite 25 ►

Sie hängt von den Ursachen ab und wird grundsätzlich fachlich verordnet. Lediglich zur Soforthilfe kann bei Bedarf einmal ein leichtes Schmerzmittel verabreicht werden. Der Naturmediziner wendet unter anderem individuelle Homöopathie, Einreibungen mit Kümmel-, Pfefferminzöl oder Melissengeist, Neural-, Segment- und Chirotherapie sowie Akupunktur an. Bei chronischem Verlauf kann eine individuelle Diät sinnvoll sein. Seelisch-nervöse Ursachen sprechen auf Entspannung, Autosuggestion oder fachliche Psychotherapie gut an.

Durch naturmedizinische Ganzheitstherapie lassen sich auch jahrelange chronische Kopfschmerzen oft dauerhaft bessern oder heilen.

Zusatztherapie

Nervenschmerzen

Diese Schmerzen sind oft problematisch, weil die Ursachen nicht immer genau zu diagnostizieren sind. Reflexzonentherapie am Fuß kann auch hartnäckige Schmerzen gut beeinflussen, beseitigt aber nicht immer die Ursachen.

Ursachen

Nervenschmerzen entstehen häufig bei Entzündungen oder Schädigung der Nerven durch Druck, Vergiftung, Vitaminmangel, Zuckerkrankheit oder Allergien. Oft werden die Nerven auch durch Bandscheibenschäden chronisch gereizt. Schließlich ist an Rheumatismus, Infektionskrankheiten, hormonelle Störungen, Geschwülste oder Blutarmut zu denken.

Symptome

Die Schmerzen bestehen an einem oder mehreren Nerven, besonders oft sind Ischias-, Zwischenrippen- und Trigeminusnerv betroffen. Sie werden individuell unterschiedlich erlebt, an- und abschwellend oder gleichmäßig dumpf, stechend, bohrend und ziehend.

Reflexzonentherapie

Soforthilfe erfolgt mit dem Sedierungsgriff an den Symptomzonen des Fußes, die den Körperteilen mit schmerzenden Nerven entsprechen. Anfangs wird in kurzen Abständen intensiv behandelt, nach Besserung weniger stark mit längeren Unterbrechungen, bis die Schmerzen verschwunden sind. Zusätzlich mit dem Grundgriff zu beeinflussende Kausalzonen müssen durch sorgfältige Diagnose der verschiedenen Fußreflexonen ermittelt werden.

Zusatztherapie

Die weitere Behandlung wird je nach Ursachen fachlich verordnet. Örtlich eignen sich vor allem Einreibungen mit Pfefferminzöl, Dampfkompressen und kalte Auflagen, Wickel und Güsse. Innerlich sind oft Homöopathie, Vitamine der B-Gruppe, Enzymarzneimittel, manchmal auch starke Schmerzmittel angezeigt. Schließlich wendet die Naturmedizin noch Akupunktur, Baunscheidtismus, Elektro-, Magnetfeld- und Eigenbluttherapie an.

Andere Heilanzeigen

Die bisherige Auswahl von Krankheiten, bei denen die Reflexzonentherapie am Fuß angezeigt ist, veranschaulicht nur einen Teil der vielfältigen Anwendungsmöglichkeiten. Auch bei vielen anderen Gesundheitsstörungen kann ein Versuch mit Reflexzonentherapie empfohlen werden. Dies setzt aber oft fachliche Verordnung voraus und wird hier nicht weiter beschrieben. Lediglich die folgenden Gesundheitsstörungen sollen noch kurz vorgestellt werden, da sie auf die Reflexzonenmassage oft gut ansprechen.

Hautallergien

Allergische Krankheiten der Haut nehmen seit einiger Zeit deutlich zu. Die Therapie der Hautallergien fällt oft sehr schwer, Rückfälle können auch nach scheinbarer Heilung häufig auftreten.

Beachten Sie

Die Reflexzonenmassage am Fuß trägt dazu bei, die überschießenden Immunreaktionen bei der Allergie zu normalisieren, aber sie genügt nie zur alleinigen Behandlung.

Ursachen

Das allergische Krankheitsbild entsteht, weil das körpereigene Abwehrsystem auf normale Reize mit überschießenden Immunantworten reagiert. Dadurch können verschiedene Symptome an der Haut entstehen.

Symptome

Die Hautallergie macht sich oft durch Ausschläge mit Rötung, Schwellung, Bläschen, Schuppen und Juckreiz bemerkbar, manchmal entstehen auch Eiterungen. Häufig kommt es zum Ekzem mit brennender, heftig juckender Rötung, Flecken, Quaddeln, Pusteln, Krusten und Schuppen, bei chronischem Verlauf Flechten. Auch andere unklare Hautsymptome, die zum Beispiel nach dem Verzehr bestimmter Nahrungsmittel, Arzneimitteleinnahme oder Kontakt mit Wasch-, Reinigungs-, Körperpflegemitteln und ähnlichen Produkten des Alltags auftreten, deuten meist auf eine allergische Hautreaktion hin.

Allgemein gilt

Die genaue Diagnose einer Allergie ist nur durch fachliche Tests möglich.

Reflexzonen-therapie

Zur Soforthilfe behandelt man die Symptomzonen der Drüsen und des Lymphsystems bis zur Besserung in kurzen Abständen mit dem Sedierungsgriff, danach mit dem Grundgriff. Kausal werden bis zur Heilung der Allergie die Zonen von Zwerchfell, Milz, Nieren und Leber-Gallenblasen-System beeinflußt, bei Bedarf zusätzlich die Zonen von Mandeln, Nebenhöhlen und Zähnen.

Zusatztherapie

Zur Grundbehandlung sollte reizarme, möglichst streng vegetarische Diät eingehalten werden, die alle unverträglichen Lebensmittel und Zusatzstoffe meidet. Auch alle anderen unverträglichen Reize auf die Haut sind möglichst auszuschließen. Durch gezielte Hyposensibilisierung oder unspezifische Desensibilisierung und individuell richtige Homöopathie werden die überschießenden Immunreaktionen allmählich normalisiert. Die Pflanzenheilkunde wendet außerdem entschlackende Kräuter an, vor allem Birke, Löwenzahn und Teufelskralle.

Zur örtlichen Therapie sind Auflagen, Wickel und Bäder mit Kamille, Haferstroh oder Heilerde geeignet. Chemische Arzneimittel zur Unterdrückung der Symptomatik sollten nur bei erheblichen Beschwerden bis zur Besserung angewendet werden. Sie können zu ernsten Nebenwirkungen führen und die Hautallergie nicht heilen. Ihre Verordnung bleibt dem Therapeuten vorbehalten.

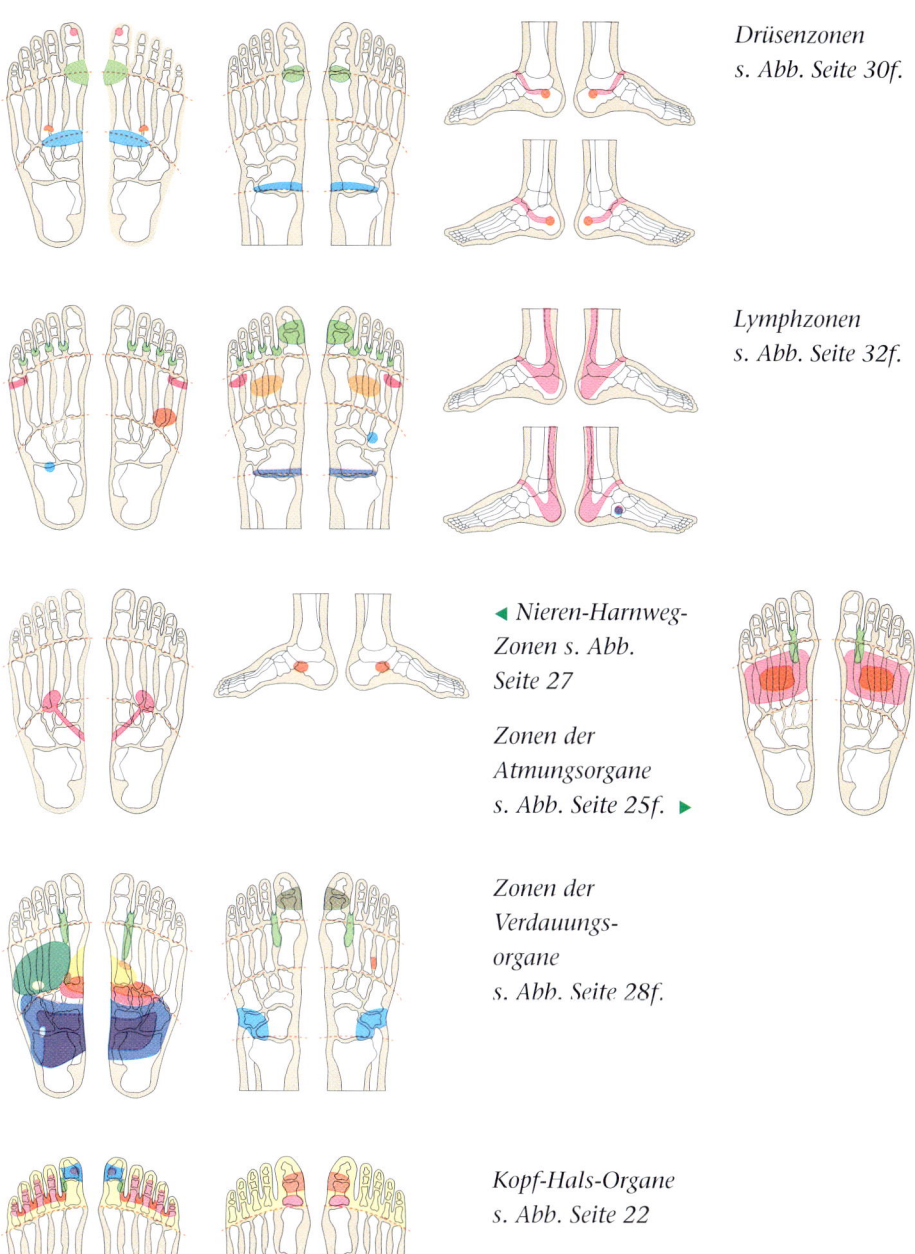

Drüsenzonen
s. Abb. Seite 30f.

Lymphzonen
s. Abb. Seite 32f.

◄ *Nieren-Harnweg-Zonen s. Abb. Seite 27*

Zonen der Atmungsorgane s. Abb. Seite 25f. ▶

Zonen der Verdauungs-organe s. Abb. Seite 28f.

Kopf-Hals-Organe s. Abb. Seite 22

Zahnschmerzen

Schmerzen an den Zähnen entstehen als Symptom. Es genügt also nicht, nur den Schmerz zu unterdrücken, die gezielte Behandlung muß durch den Facharzt erfolgen.

Ursachen

In den meisten Fällen treten Zahnschmerzen bei einer Schädigung durch Karies auf. Manchmal kann eine Nervenerkrankung im Kieferbereich auslösend sein.

Symptome

Bei gelegentlichen Zahnschmerzen durch Temperatur- und Geschmacksreize ist der Zahnschmelz oberflächlich geschädigt. Spontane kürzere Schmerzen deuten auf eine oberflächliche Entzündung des Zahnmarks hin, zu dauernden Schmerzen kommt es bei totaler Zahnmarkentzündung. Wenn der schmerzende Zahn berührungsempfindlich ist, besteht eine Wurzelhautentzündung. Bei der „dicken Backe" bricht Eiter aus der Zahnwurzel durch Kieferknochen und Knochenhaut nach außen durch.

Reflexzonentherapie

Man übt in kurzen Abständen den Sedierungsgriff an den Symptomzonen der betroffenen Zahngruppe aus. Läßt sich der kranke Zahn nicht genau lokalisieren, werden alle Zahnzonen des Ober- oder Unterkiefers der betroffenen Seite behandelt.

Die Fußreflexzonentherapie kann Karies nicht heilen. Sie dient nur anstelle von Schmerzmitteln als Soforthilfe.

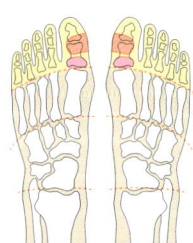

Kopf-Hals-Organe
s. Abb. Seite 22

Zusatztherapie

Nach Besserung der Symptome durch die Reflexzonenmassage wird der Zahnarzt zur weiteren Behandlung aufgesucht. Dies muß so früh wie möglich erfolgen, damit der kranke Zahn gerettet werden kann.

Sachregister